U0281735

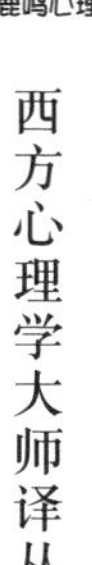

沉默之道：冥想与心理治疗

THE WAY OF SILENCE AND THE TALKING CURE: On Meditation and Psychotherapy

〔智〕克劳迪奥·纳兰霍 著
杨立华 译

CLAUDIO NARANJO

重庆大学出版社

感谢塔尔当 · 图尔库仁波切，
他在天堂的低处找到了我
并将我安全带回地球。

推荐序1　转变思维

人类心灵有天生的求知欲。纵观历史，知识所关注的焦点随着时代不断在转变，因此也打开了理解自身和世界的各种通道。宗教传统发展出了通往灵性知识的道路，哲学家们以分析和辩证法为工具扫除疑虑，提出了一个理性、客观的世界观。

虽然我们对现实的理解与心灵密切相关，但是直到最近，随着心理学的发展，西方才将探索的焦点放在心灵本身上。受到科学在分析外在世界上的成功的影响，心理健康领域的专家为心灵发展出了基于观察和科学方法论的理论和疗法。

近年来，富有革新精神的心理学家转向东方灵性传统来寻求关于人类发展的全新视角，以及有用的治疗技术，他们发现冥想在解除焦虑不安方面非常有效，而焦虑不安则会干扰心灵，招致诸多形式的痛苦。现在，越来越多的人认识到冥想的疗愈力量，并且从定期冥想练习中获得了很多好处，比如放松、情绪稳定以及注意力更加集中等。一些探索者更进一步深入冥想训练之中，想要获得满足灵性渴望的更深层次的疗愈，减轻孤独和隔离感，并且发展出感到快乐和感激的能力。严肃的练习者现在有可能唤醒了想要开悟的愿望，而佛教将开悟看作人类潜能的最高表达。

基于我们最大限度的了解，佛陀是发现通往超脱所有痛苦，达到完全、完美开悟道路的第一人。所以其他人可能发现了这个道路，但是他绘制了实现的地图，指出从哪里开始、如何分析，以及如何超越条件作用所施加的限制。因为这些限制是心灵中出现的，而又是心灵编织了我们的现实，佛陀强调了理解心灵的重要性：它是什么，它是如何建构我们的现实的，以及如何激发它转变的潜能。这条道路通过对烦恼和因缘的分析而展开，前者遮蔽了心灵的真正本质，后者限定了心灵运作的原因和结果之间的内在联系。

在长达好多个世纪的冥想分析中形成的阿毗达摩，追踪了将自我作为体验的所有者和持有人的观念产生的过程，而这个观念被佛陀定义为最初的烦恼，也是无尽痛苦的来源。根本的问题在于感知过程的性质本身，它让体验不能够如实呈现。感知又延伸到界定、认同和解释之中。必须有某个东西来主管，必须有某个实体在起作用，来识别和处理这个体验。

这一动态在心灵的运作过程中又注入了一个新的因素：心灵会识别这个识别者，因此一个主体出现——这个主体可以将任何其他东西感知和认识为客体。主体和客体的二元论一旦开始起作用，它就被随之而来的所有思想和行动强化，启动了一个原因和结果的复杂互动，从而又强化了自我感，并且为它赋予独特的属性和模式。接受一个人确实存在这一幻觉，我们逐渐有了存在感，并且受到因缘所产生的任何作用的影响。

这一过程是如此根深蒂固以至于我们无法想象有另外的可能性；受困于这种看待和解释体验的方式，心灵没有办法以其他方式运作，而质疑它的想法也不会出现。用这种模式处理的体验导致轮回，这是受烦恼所困的心灵所创造出来的现实。这个现实不能直接与当下接触：心灵保留着记忆、意象，以及与过去相关的思维，并且将它们投射到当下；根据过去解释当下，它会激起情绪，这些情绪反过来又反射到心灵中去，产生更多的扭曲，更加确定无疑地导致心灵的痛苦。被烦恼蒙蔽，受制于因缘，心灵反映出体验的所有可能领域：诸神的无上欢乐；半人半神急切的野心和愤怒；动物的迟钝和僵化；恶魔的贪婪；地狱中的冰火两重天对人的煎熬；困惑但是善于接受的人界，这里人可以唤醒开悟的念头。

我们可以看到这些模式在我们的生活中展开，并且知道体验是多么快速地从一个领域转换到下一个领域。尽管我们付出了最大的努力，我们仍然无法长久地抓住幸福，即使一个念头都会打断我们最大的欢乐。这一认识导致一种敏感的防御，让心灵聚焦于体验的负面可能性。受各种问题的滋养，不断地对潜在的烦恼保持警觉，心灵很难运用它感受惊奇和快乐的能力。

当我们意识到心灵是我们的现实、我们最大的欢乐和最深的痛苦的建造师的时候，我们感知到了将心灵从问题中解放的新的可能性，以及鼓励它反映更多美好和快乐到我们的生活中去的可能性。基于这一理解的冥想就成了一种温和的自我治愈形式，使得心灵对思维的聚焦变得从容，让心灵在我们存在的中心感到满足。通过缓慢和简单的身体练习，比如音乐、瑜伽、太极等，只需要几分钟就能聚焦于身体、心灵和感知。即使一天只用几次十五分钟到半个小时的打坐，也能放松身体和心灵，而回忆、紧张、思绪和隐藏的阻碍都会逐渐消失。心灵变得淳朴和清澈，更加友善和随和。平和、友爱的感觉出现，振奋精神，温暖心灵。这些感受可以带入日常生活中，并且在困难的时候回想起来，让情绪反应变得温和，让因缘的势头减缓下来。

每天都练习，这种类型的深层次放松会自然而然进入冥想。随着心灵在放松的感觉中保持安宁，注意力的焦点转到了体验本身；冥想变得生动而清晰，是我们的存在所固有的一部分。思绪和意象消退；响应心灵冲动的压力减少，有可能感知到一种超越了平常心灵的警觉、清醒的品质。这里，冥想成了心灵的治疗师，并且它的好处在日常生活中开始更加清楚地浮现出来。有害的思绪和情绪更少出现，并且更快消失；体验变得更加轻松和快乐。心灵变得更加幸福和友好，更加能够反映体验的积极层面。随着痛苦的模式失去掌控，新的知识可以进来——这些知识可以觉察到新的时刻，并且产生新的现实。

就像佛陀所教导的，基于对心灵的合理理解的冥想可以深入三摩地之中，打开通往开悟之门。但是我们通常的关于冥想的观点会限制我们获得更高形式的领悟。只要我们将自己看作正在冥想，我们的主体 - 客体定位就还没有改变。即使当冥想消散在完全的开放或者屈服之中，即使放下自我之后，还是有一个微妙的动力留存着：心灵还是受到它的支配——心灵在冥想，心灵在遵循着教导，心灵希望从冥想中获益。这是因缘和烦恼仍然在我们身上的标志，并且冥想仍然束缚于轮回的心灵。心灵反映着心灵的内容，创造出获得成就的幻觉，但是无法穿透这个幻觉本身。

感知到因缘和烦恼的无情掌控，佛陀指出心灵的一些品质可以作为困惑的解毒剂，并且拓宽心灵自身的范围：慷慨、美德、耐心、活力、专注和智慧。虽然这些品质都在轮回的心灵之中显现，但是随着练习和应用，这些品质会无限地扩展，远远超越了自我和他人的范围。

当我们唤起和领会这些内在的美好品质时，它们会让心灵的反省本质参与进来，让心灵充满无私给予的欢乐、整合的持久平静，以及唤起耐心这一充满活力的力量的慈悲。赋予了这些优点之后，活力变成了英勇的精进；专注赐予我们穿透所有无明的力量，还有般若、卓越的智慧，阐明现实本质的能力。

在体验的每一时刻不断地唤起这些品质，它们会逐渐接近完美，在般若波罗蜜多中达到顶峰，般若波罗蜜多是一种完全超越了因缘和烦恼的智慧，揭示心灵是开放和无限的，没有任何二元和对立。这里，因缘没有空间确立；思绪不再将心灵从体验中分开，并且心灵和理智在即时的亲密中融合在一起，成为导向开悟的三摩地的催化剂。

开悟好像与我们目前存在的方式相去甚远。我们的生活很短暂并且充满不确定性；焦虑大量存在，让身体紧张，导致心灵处于痛苦的状态。但是视角的转换可以转换我们体验的本质，还可以极大地丰富我们生活的本质。有了这些资源，我们可以充分利用成为人身的机会来发展心灵，使它变得明快，并且将它转换成慈悲，而慈悲是无尽宝藏和快乐的来源。

就我们目前的知识，在还有很多东西不清晰的时候，我们很有幸在西方有克劳迪奥·纳兰霍这样的人，他探索了很多种宗教和心理学传统，并且可以用简单、明了的语言表明它们用于心理发展的方法。我认识克劳迪奥很多年了。他是一个勤奋的探索者，为了帮助他人摆脱痛苦，找到心理发展的道路，而沉浸于大量的教导和实践中。在这本书中，他调查了很多的冥想传统，介绍了现代心理学的发展趋势，并且用一种对非专业人员、心理学家和知识分子都有帮助的方式来呈现他自身的分析和洞见。我很感谢他所做出的努力，打开了觉察和自我理解的新道路，减轻了痛苦的负担，并且为构建一个更加幸福、更加快乐的现实打下了基础。

塔尔当·图尔库

邬迪亚，1997年5月（邬迪亚佛法闭关中心）

推荐序 2

纳兰霍博士在这本书中要达成三个目标：探索所有在冥想中真正发生的事情，以一名心理治疗师的眼光来看待所有这些东西，最后将他的发现与古典文献中的冥想做了对照。他自己对冥想的科学理解的贡献主要在于他论述这个主题的原创方法——这个方法是创新性的、独特的、巧妙的和系统性的，就像他在关于冥想和心理治疗的早期著作中已经展现的那样。

此外，本书作者对现代心理治疗也做出了重要贡献，就像在这本书的第二部分传达出来的：冥想在心理治疗中的新应用。除了这些，我想要指出一个非常简单但是具有革命性的技巧，我过去几十年里培训过的心理治疗师对这个技巧已经滚瓜烂熟了。它创造性地使用了弗洛伊德曾经用过的自由联想中的审查原则。最后，我会将它当作证明纳兰霍的天赋的一个例子，对它进行详细描述。这里我只想说一点，那就是它也可以在分析性冥想，比如佛教的内观中使用，并带来很多好处。因此，本书作者让心理治疗和冥想在传统做法的基础上丰富了彼此。

在本书中，冥想和心理治疗都被看成能够学习的技能。作者不会将方法标上教派的标签，也不会将任何方法描述成归属于某个宗教或者教派的思想。相反，你会发现非常生动、贴近实际的描写，还有一些非常个人化的材料。作者并没有回避与我们分享他的灵性力量——昆达里尼觉醒体验。然后他将它与不同文化中的隐喻联系在了一起。

纳兰霍博士总结了大量的不同种类的古代文献，并且破译了隐含在其中的灵性练习技巧。

那些今天在训练中仍然会用到的古老的冥想系统，都有一套自己的理论和社会背景。一种特定的冥想方法的社会背景，是由练习这种冥想的人，或者与练习这种冥想的人很熟悉的人创造，并不断再创造出来的。当他们谈论冥想的时候——不管是用阿拉伯语、缅甸语、汉语还是藏语——不管是他们随口说出的话，还是技术术语，都根植于他们的日常生活。每一种冥想系统，或者其他的灵性练习系统，都必然以世俗的日常现实为基础。有些很罕见的文本，比如现代心理学和巴利文教义，只在技术层面讨论冥想本身的技巧。

这本书解释了关于冥想的各种知识系统。纳兰霍博士的目的是，从中提取出精华，找到它们的共同点，并且找到一种在心理治疗上有用的、一致的知识体系。读者应该自己去判断作者是否完成了这个任务。不管你阅读的是什么语言版本，你可以在同样的语言之下，看到不同的现实，这取决于你生活在西班牙、乌拉圭、墨西哥，还是英国、美国、印度……

除非在你所处的社会背景之下，日常生活中有与冥想相关的内容，不然你不能真正理解它。当你读关于冥想的书，思考冥想或者谈论冥想时，你对所有与冥想相关的东西的理解，都是你语言的一部分。所有关于冥想的语言——还有所有以这些语言命名的东西——都是在你所处的特定文化背景之下，获得明确含义的。论述冥想的古老文本的含义，只有在作者所生活的特定文化背景之下才能够得到正确的理解。现在，当我在斯里兰卡偏远乡村出家为僧的时候，我才充分明白某些对佛陀教义理解的偏差——这些教义是公元前三世纪传到这里来的。当我作为一个欧洲大学的教授和研究者来到斯里兰卡的时候，我就充分意识到，向欧洲人翻译亚洲的智慧，并不仅仅是语言的问题。亲爱的读者，如果你同意我的这一看法，那么，你更加能够体会到，这本书的作者在本书中达成了多么巨大的经验上和智识上的成就。

据我所知，纳兰霍博士是苏菲冥想方面最重要的专家，也是西方心理治疗师里面最了解其他类型冥想的人。他对复杂的梵语佛教系统——小乘佛教和大乘佛教——非常精通，这个佛教系统是在佛陀涅槃后大约七八个世纪的时间里形成的。我自己的领域，刚刚提到了，更加简单，它的目标和方法也没有那么宏大，它就是上座部佛教。它是我们所知的佛陀教义中，最古老和最原始的，既有文本的传承，也有冥想大师的代代传承。不像在更加年轻的小乘和大乘中那样，我们不追求成为阿罗汉或者菩萨。在上座部佛教，僧侣的练习目标有三个：戒、定、慧。对佛教徒来说，有对三种理想的修正，也就是布施、持戒和禅修。我不会对它们做语言或者教义上的解释，我想以后面那个范式为基础，来说明纳兰霍博士最新的冥想理论是多么好。

在斯里兰卡本土，对冥想的理解中，如果没有事先培养布施和持戒，单纯的冥想是不可能取得任何后续的进步的。冥想有两个组成部分，禅定和智慧，并且在禅修中逐渐得到完善。下面的两句话，是你随便问一个斯里兰卡的村民什么是冥想的时候，他们会给你的回答。他们说的话可能更加啰嗦，但是大意是这样的："如果你没有办法放弃你所执着的东西，你怎么可能练习冥想呢？如果你不按照道德的要求，规范你的人际交往问题和你的行为举止，你怎么可能平静地打坐呢？"村民用简洁的语言告诉你，在你开始在冥想中净化和培育你的心灵之前，你需要学会放下控制你的行为。这些村民会认为，除非你完全放弃门外汉的生活方式，你不可能获得最高等级的专注，而这份专注是你领悟所有佛所教导的彻底解脱的智慧的必要条件。

当被问及佛陀教了什么的时候，几乎每一个斯里兰卡的小孩都会引用上座部佛教的基本读物《法句经》中的第183节：

诸恶莫作，众善奉行，自净其意，是诸佛教。

亲爱的读者，这一点我们就说到这里吧。关于冥想和它必要的道德前提，我不想再多说。但是，在阅读了纳兰霍博士对冥想过程组成部分的阐述，并且对照图 2-4 思考过之后，我想请你回到村民的解释那里。你也许还会遇到其他特定文化背景下对冥想的通俗描述——请你一定要用上根据克劳迪奥·纳兰霍的理论所形成的概念网格图。你可以发现，它是多么有用。好了，理解冥想到此为止。它是怎么和"谈话疗法"结合在一起的呢？

一开始的时候我就说了，我之后会说更多关于我的同事们开始使用纳兰霍博士在心理治疗领域的革新观念时的喜悦。简而言之，它是将佛教的冥想技术用在一个非常基本的弗洛伊德技术上面。在瑞士，我的一些同事将我看成一个太过于正统的精神分析师，因为我是恩斯特·布卢姆的学生，而他是弗洛伊德的嫡传弟子。事实上，我并不想隐瞒我对老师的老师的忠心和尊敬。我也知道，一些新的精神分析师可能不知道，弗洛伊德发展了一个冥想的方法，并把它传授给了和他关系很亲密的弟子。这样的话，看到弗洛伊德自由联想的基本程序被纳兰霍的冥想加以改进的时候，可能就不会觉得那么不可思议了。

如果你曾经试着讲出你在自由联想的时候，你脑海中浮现出的任何东西，你会发现，你身边需要有几个重要的条件。其中最主要的是倾听者，而他的态度可以通过冥想得到培养，你在第五章和第六章将会读到相关内容。但是，在指导自由联想的时候，有一个很重要的技巧——下面我会说到这一点。

在案例督导的时候，很多同事告诉我，当他们遇到和他们的来访者一样的状况的时候，他们记得，他们自己在接受培训的时候，是怎样审查自由联想的某些内容的。他们承认，治疗师有时候确实有可能会破坏自由联想的连续性，甚至还会侵占真实的体验，并假装呈现他们认为在那个时间上更加优秀的内容。当然，当你已经是一名获得认证的精神分析师的时候，很容易承认这样的情况确实发生过，而不会受到和你在一个地方谋生的同事的威胁，或者在一个宽松的团体氛围里，大家都同意分享自己的体验。但是问题仍然存在：如何在并不是相互分享的情景下，尤其是在躺椅上进行正式的自由联想的时候，预防这种回避提及具有疗愈作用的洞见的情况?

亲爱的读者，对这本此时你正捧在手上的书的最高的赞扬就是，找出纳兰霍博士对上面这些问题给出的答案。多年前，当他和我们聊天，提到他的解决方案的时候，我就清楚地看到了，通过简单地给自由联想增添一点内容，他做得多么巧妙。

不管什么时候，当你在做自由联想，想要审查的感觉出现时，不要试着去克服它，不要对抗它，不要分析阻抗，不要向倾听者伪装任何东西，不要干扰你自己自发的体验——只要注意到有审查存在就行了。并且，你可以告诉你的分析师，你注意到了它。这就够了。因此，首先你要按照治疗流程来；其次，你不要阻碍在体验上展开洞见的过程，这一过程具有疗愈和让人获得解放的效果；最后你要相信并尊重忏悔后获得宽恕所带来的自由，还有体验者的自主性和自由度。

愿你在阅读这本书的时候，以及把这本书里的智慧运用到生活中去的时候，都能获得一些启发和快乐。

米尔科·傅里巴，法号库沙拉南达比丘
1999年2月22日
隐居林[1]，康堤，斯里兰卡
（参阅我的书《幸福的艺术》）

---

1 位于乌达瓦塔凯勒保护林的一座小山丘上，20世纪50年代就有来自德国的僧侣在此隐居和修行。

前言　关于冥想与心理治疗

在20世纪60年代早期，诺思洛普[1]指出，东西方文化的交汇是我们这个时代最重要的历史现象之一。自从这个想法被表达出来后，东西方文化的交流变得更加引人注目，它的表现之一就是，心理学家（更广泛地说，有心理学头脑的人）对东方灵性学说产生了浓厚的兴趣。这反过来反映了心理治疗的灵性化——这很可能是东西交汇这一地缘文化现象产生的主要原因。

这样的一种灵性化本身也是长期发展的结果，在这个过程中，心理治疗事业逐渐对它自己的理论和灵性维度有了更多的自我意识，并从“医疗模式”中分离了出来。首先，心理治疗的伦理意义进入人们的视野，其次，心理治疗过程的灵性层面变得足够明显，以至于当今很多人都确信，心理健康和灵性成长是同一事件的两面。

随着西方思想的发展，理智必然会承认自身的局限性，在动力学心理治疗中也一样，也会对它的局限有所觉察，所以，西方追求者自然而然会转向

1　诺思洛普·弗莱（Northrop Frye），是加拿大文学评论家和文学理论家。诺思洛普凭借第一本作品《可畏的对称》赢得了国际声誉。该作重新诠释了威廉·布莱克的诗歌。更重要的成就，是诺思洛普通过《批评的解剖》，建立了现代文学批评的原型批评理论。哈罗德·布鲁姆评论《批评的解剖》将诺思洛普确立为“西方文学中最重要的在世学者”。——译者注

东方寻求专家的指导，而这在早几十年前，是不太可能发生的。

对我们文化来说正确的东西，对我们个人来说也是如此，而我个人的工作就反映了我作为一名追求者的经历。20 世纪 60 年代，伊沙兰学院邀请我以自己的方式在他们学院工作，从那个时候开始，“冥想与心理治疗”就一直是我打的旗号。逐渐地，那些工作坊的课程成了我后来工作的核心——针对被冥想、自我洞察和真诚沟通吸引的心理治疗师和教育者，所进行的超个人培训。鉴于我在这个主题上的长期投入，我很自然地要走得更远，而不仅仅是向来访者推荐冥想，或者将传统的方法换一种方式进行表述。因此，在这本书的第二部分，我提供了对冥想和心理治疗之间关系的理论上的理解，并分享了我在整合这两个领域时所做出的一些贡献。

虽然有些短文的开头就会对它们的主题下一个定义，但是在这本书里面，只有在第二章分析了冥想的维度和本质之后，才能够对冥想下一个恰当的定义。与我在对冥想的领域划定范围的时候所进行的高度抽象和分析性的定义相比，我在第一章里面，对与冥想相近的观念做了一个概述。它主要是在更广的灵性练习的领域内，考查冥想的边界。

下面是对这本书的内容的一个简介，还有相关的评论和致谢。

第二章本来打算用“冥想理论——一个更新”的一个选编版，它是我之前的一本书（出版社将它取名为“如何存在”，而我更加愿意称它为“如何不存在”！）中的一章。但是，这个选编最后比我预想的内容要更加充实，尤其是在写它的时候，我有幸获得了（归功于我的人间缪斯对我的启发）对“冥想九型”的理解。

就像第二章的写作目的是从一个跨文化和跨学科的角度来研究冥想一样，在第三章，我采用了一个类似的视角来研究冥想的精微生理学机制，以及在个体的灵性发展过程中，身体的转变。

在第四章“冥想和心理治疗的交会处”中，我表明了我提出的冥想理论所处理的问题，对心理治疗来说也是很基本的。在表明冥想和心理治疗的共同点的同时，我在这里也讨论了它们两者以及由它们而生的补充练习之间的对比。它是我在冥想与心理治疗大会上的一次公开演讲的改写版。这次会议在1988年举行，是由意大利格式塔疗法协会和托斯卡纳奥修禅修城赞助的。我也加入了一个讨论佛教和心理治疗中衍生出的反思性内容的项目。

这本书的第二部分是以人际情境下的冥想或者“主体间冥想”为主题而展开的，我通常将它称为冥想的人际延伸。第五章是一个录音的文字稿，录音内容是 1991 年在西班牙托莱多举办的“关于人类的跨学科研讨会”上所做的人际冥想演示。

在第六章中，我对分享在冥想的背景下通过自由联想获得自我认识的教学实验的描述，是为了让这本书更加完整，因为没有它的话，就没有办法传达关于我在融合冥想和各种心理练习方面的长期兴趣，而这个方面是我为学生们所熟知的，但是却极少与更广的公众人群分享（除了 1996 年在维也纳举办的世界心理治疗学会第一次会议上之外）。

第七章，标题为“将音乐用作冥想和治疗”，最初是《论冥想的心理学》中我所负责的部分的补编之一，当时这一卷在 20 世纪 80 年代的时候以“如何存在”为名再次发行。将音乐用在灵性发展和疗愈上，是贯穿我一生的一个自发的专长领域而凸显出来——这是一个自然的结果，因为我在上医学院之前，已经进行了音乐上的研究。这一章里面的简短描述，相当于是对可能性的一个简洁概述，并尤其强调了用音乐激发神圣性，以及欧洲古典音乐传统传承在灵性上的重要性。

第三部分，只有一章，共有七个小节，提供了在不同灵性传统中经典冥想方式的一个全貌。它是应雷根斯堡大学神学家麦克·冯·布吕克教授的邀请写的，当时他让我给《宗教对话》杂志第一期写一篇头版文章，我事后才意识到，他邀请我写这篇文章这个主意多么切合实际，因为我所写的内容，不仅仅体现了我的学识，而且在我所考查的所有灵性传统领域里，我都得到了相应老师的亲自传授和指导。从逻辑上来说，这本书第一章应该是这篇对冥想技术的描述性文章，随后才是更加抽象和细致的问题，但是我听从了一名编辑的建议，以我自己原创的内容作为开篇。

我希望这本书的每一个章节中所传达的整合性态度，可以成为宗派主义倾向的解毒剂，并且把注意力集中到特定形式的冥想和心理治疗背后的基本问题上来。如果我的试验可以让真理追求者产生兴趣，对助人者有所帮助，可以让处在相应岗位上的人将相关信息用在从自助团体到教育倡议的各种社会背景中，我将会感到非常高兴。

目 录

第一部分

冥想和心理治疗的理论命题

第一章 通过下定义，明确冥想的范围

灵性修炼中的冥想：一些易混淆的概念

虽然按照惯例，要先对冥想下一个定义，只是要给出一个可以超越现存的各领域对冥想的定义的定义，必须以本书中的大部分内容为前提。因此，在本书的最后一章，读者会发现一个对冥想的外延定义，即考查冥想所有适用领域后所下的一个定义。在第二章中，我会提出一种对冥想的理解，把它看作一种多重面向的精神现象，其中涉及对自我的悬置或者对自我的虚幻本质的认识。第三章将会解释深度冥想涉及一种在传统上用“微妙能量”这个词来表述的身体过程，并且我把这个词定义成了重建，即生物体更深层的自发性释放。

但是，在做所有这些之前，我将试着通过区分冥想和其他灵性修炼来对它做一个澄清。

20世纪70年代中期，当我在旧金山举办的美国心理学会（APA）会议上报告本书第二章描述的关于冥想的空间理论的时候，有人说我报告了一种“灵性修炼理论”，而不仅仅是冥想。这种说法也许是对的，但是在这本书里面，我只关注比灵性修炼狭窄一些的领域（虽然比特定的冥想实践和目前的某些定义要广泛一些）。在下文中，我打算通过比较冥想/“德行”、冥想/“克己”和冥想/“苦修”等之间的联系和不同来为这个领域划定界线。

冥想与德行——德行（或者正确的行为），通常被认为是冥想的先决条件。正确的生活方式、正确的人际关系和激情的净化是相伴而行的——而激情正是遮蔽我们沉思体验的面纱，就像冥想涉及在比行为更微妙的层面上对抗激情一样。然而，所有的灵性传统都承认，冥想和神秘体验会使生活朝着道德的方向发展。就像“德”自然地在“道”中流淌一样，正确的行动是冥想的结果，而冥想恰恰也包括在比行为更为微妙的层面上对抗激情。但是所有的灵性传统都已经意识到，冥想和神秘体验正是朝着德行的方向对生活施加影响的。有道德的行为是冥想的成果，就像“德”自然地由“道”中来一样。

冥想与克己——日常生活中的灵性修炼这个领域主要包括专注力训练和德行，而后者可以再分解成各种各样的方面。因此，出离是冥想和德行共有的面向，因为两者都涉及对世俗的行为上的克制，并且形成了对自我的和享乐的动机的一种疏离的行动。因此，两者——在最好的情况下——都导致一种“既入世又出世”的状态。

冥想与苦修——苦修在梵文文献中称为苦行（*tapas*，梵语），在基督教传统中是禁欲，是与出离紧密相关的，但更强调培养面对痛苦时的平和。不同形式的冥想包含不同程度的苦修，因为它们涉及长时间的静坐带来的不舒服，对幻想的抑制，以及去接触个体体验中存在着的心理痛苦的意愿。在德行的实践中还隐含着一些品质，比如慈、悲、喜、舍——没有这些，“正确的行动”将不过是受规则约束的行为，达不到真正德行的程度。

冥想与爱——当然，爱心的培养并不限于行为领域，而是冥想的内在部分，比如佛教中菩提心和“四无量心”（慈、悲、喜、舍）的修习。但是，在冥想领域，比培养对其他生命的爱意更加重要的是，点燃对神，或者虔诚的爱意。虽然某些传统更加关注智慧或者慈悲，但是在实践中，对专注和虔诚的培养是难以分开的，并且灵性上的完善意味着同时获得自我清空和自我丰富，超然和感激，真理和价值观。在西藏的本尊瑜伽练习中，这两者的不可分离更加明显，因为这项练习，在通过专注力练习获得的空性中，练习者进行视觉化和创造性想象，为禅喜，以及为智慧与慈悲相互平衡的体验做准备。

上面的讨论（冥想/德行，冥想/克己，冥想/苦修，冥想/爱）就是传统的沉思/行动。这两者很明显不仅仅是对立的，因为沉思（它涉及无为）也是最高级的活动，而正确的行动，就像冥想一样，也涉及无我的培养。

冥想与祷告——这一极不仅涉及瑜伽（在最严格意义上）相对于虔诚，而且涉及自动控制内在状态的训练，和臣服于内在指引的灵性练习之间的两极，后者暗含在虔诚的态度之中。卡德卢博夫斯基和帕尔默在他们编译的《慕善集》的前言中写道："基督徒生活发展并迈向完美，是在主耶稣基督本人的引导之下。"由于一些在下一章中将会变得明显的因素，我选择将祷告放在冥想中，尽管虔诚和心智训练之间存在差别。

冥想与恍惚——和列举出来的其他分类不同，这一个主要涉及练习者的意识状态，并且在对萨满教的人类学讨论中用到了。考虑到冥想意识状态的多维度性，在我反思这个主题的早期，我就放弃了任何根据特定的意识状态来给冥想下定义（相反，我接受了一种观点，从中认识到"冥想"与意识状态的改变之间更加普遍的相关性，并且认识到最高级别的成就是某种超越特定的心智状态的东西）的做法。"恍惚"这个词通常会让人想起灵感和创造性想象的领域；或者借用伊本·阿拉比的术语，"神性"的世界，它处于外部世界和灵性世界之间，也就是说，在平常感知和最深的沉思中的无差别意识之间（用帕坦伽利的话说就是，有余三摩地，位于无余依三摩地和平常感知之间）。

冥想与领悟——很多传统都意识到，教义对冥想的启发作用，并且支持冥想取得成功。在佛教中，冥想对应于第五波罗蜜多，而智慧对应于第六波罗蜜多，并且众所周知，通过冥想人可以在体验层面上领悟教义。有人引用佛陀的话说，冥想而没有相应的知识就什么都不是，佛法而非禅定是开悟的试金石。《大乘庄严经论》中有一句话说：

> 最初依靠学习。
> 然后通过冥想将意义内化。
> 从正确的冥想涌现出
> 正确理解的智慧。

这句话的意思是说，“学习很多教义，然后在其他的地方寻找修习的内容，表明理解上存在着巨大的错误。”在藏传佛教系统逐级递进的道路上，“正见”得到了更多的强调，它在阿底瑜伽中达到了顶峰，因为阿底瑜伽的练习主要就是维持正见。

冥想与沉思——在此，我想要强调“沉思”这个词在文献中有各种各样的含义，有些时候甚至在同一个作者那里，含义都不相同。有时候，它的意思是沉思某件事情（就像“冥想”在基督教世界中的通常含义一样）或者通过分析自己的经验来理解教义（佛教中所谓的分析性冥想）。在其他时候，沉思这个词专门指最深层的全神贯注，也就是说，对真理的理解或者对绝对的直觉。

因为在什么是冥想和什么不是冥想之间，很难划出一个清晰的界线——考虑到到目前为止讨论的各种练习之间的关联性，我选择在两个方面保持一个普遍意义上的区分，一是冥想和行动，二是冥想与学习或者智慧。我将虔诚纳入冥想的领域，但是也看到冥想、虔诚与灵性之间的连续性。在冥想和理解之间做出一刀切的区分，可能会让我们忘记，冥想是对教义进行深刻理解的实验室，就像将爱与冥想区分开，会让我们忘了开悟里面必须要有爱。

第二章
冥想的维度和本质

这一章要做的是探究冥想中涉及的心理过程，并形成关于意识的一个地形特征或者几何结构。我将通过回溯我的理论观点的发展过程来处理这个主题。

当乔·卡米亚[1]（他现在以在通过生物反馈控制脑电波方面的研究而闻名于世）在20世纪60年代中期邀请我到兰利·波特神经精神病学研究所[2]做一个关于冥想的心理学讲座的时候，我就查阅了关于这个主题的已经出版的书籍，然后发现这些书里面提出了关于冥想的各种各样的定义和形式，我对此印象深刻。有些书中说冥想是将心聚焦在某个东西上——一个观念，一段经文，或者任意"一个对象"；其他的书里面坚称冥想绝不是那样的：冥想必须没有对象。

定义上的不同会加剧实践上的差异，在可以提出一个更加包罗万象的定义之前，需要深入了解整个冥想领域。

我认为将冥想限定在特定领域内是不合理的，因为不同形式的冥想

1 乔·卡米亚（Joe Kamiya），美国生理心理学家。——译者注

2 兰利·波特神经精神病学研究所（Langley Porter Neuropsychiatric Institute）位于美国加利福尼亚大学旧金山分校。——译者注

之间存在许多相似点，可以将它们设想为一个单一领域内远近不同的点；很明显，我们可以谈论冥想的范围或者种类，以及在不同形式之下冥想的面向。考虑到这些基本经验中一个或者另外一个的主导地位，我试着将冥想这个领域系统化，然后提出了三极图，并且在 1970 年，奥恩斯坦博士邀请我合作写一本关于冥想的书的时候，我在书中对这个三极图（见图 2-1）做了详细的说明，现在这本书已经广为人知了。

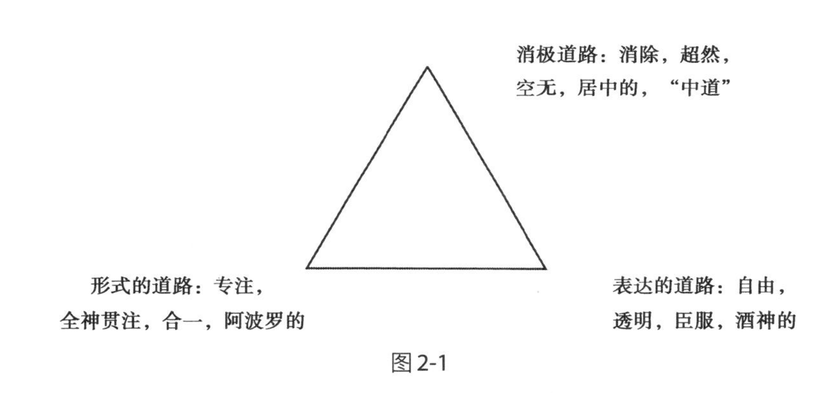

图 2-1

在《冥想心理学》这本书中我写的那部分，我在那个时候所称的“消极道路”（以梵语格言 *neti neti*，即“非此亦非彼”为代表），也就是与思维的内容认同的姿态，和另外两种冥想风格做了对比。第一种我称之为“专注的冥想”，因为在这种冥想中，练习者通过聚焦在一个选择好的对象或者内容上来训练他的心；第二种我称之为“无训练的训练”——一种“臣服的训练”——其中，主要的问题是让心自发地流动。为了描述专注的冥想和放弃或“无训练的训练”的冥想的“南辕北辙”，我提出了“阿波罗式”和“狄奥尼索斯式”的标签。

为了描绘这两个“相对极”，我一直认为这些概念比艺术和文化的形式（它们是由尼采提出来的）更加适用于精神修行领域，然而我所提出的理论模型并没有冲击当前关于这个问题的思想。虽然这本书很畅销，但是在我看来，超个人主义专家认为我的提议的分量还不足以取代佛教对冥想的传统分类，这一分类强调的是两种不同练习的区分：一种是奢摩他[1]，指的是让心变得安宁；另一种是毗婆舍那[2]，指的是一刻接一刻地敏锐观察心的状态和内容。

然而，还有一些练习是在佛教之外的——例如昆达里尼瑜伽[3]——其中，放下控制是最显著的特征，并且可以说，即使止观和内观是大部分佛教冥想的明确目标，但是在佛教中，作为奢摩他和毗婆舍那的背景，也有很重要的关于放下的内容。例如在禅宗里，也极其强调自发性以及在艺术和生活中练习冥想。在禅坐中，冥想过程不仅让心灵安静下来，也会让心灵进入一种了无挂碍的状态。此外，在所有的佛教宗派中，放下的态度都可以通过皈依的修习来唤起，其中，冥想者臣服于佛、法、僧（相当于基督教中的“内在神性”“神的旨意”“诸圣相通”）。当然，在各种各样的非表达性技术中，练习者和指导者都知晓放下的态度，从安那般那念[4]到道教的打坐——因为什么都不做的练习，会激起很多自发的体验，是放下控制所带来的知觉或者身体上的影响。就像在道教中，

1 奢摩他（*shamatha*），梵语译音，意思是寂止、寂静，即所谓的精神集中，不为外界扰乱。——译者注

2 毗婆舍那（*vipassana*），梵语译音，意思是正观察，也即佛教所谓的正见观察。——译者注

3 昆达里尼瑜伽（kundalini yoga），也有的书中写成昆达理尼瑜伽，这是发展力量、意识、人格和觉知的一种身体、思维和灵性方法。——译者注

4 安那般那念是一种注意吸气呼气的修正方法。——译者注

在虚静中培养对道的理解是和培养自然流动的与道的联合（在外在的动作和内在的气的运行中都是如此）并行不悖的，在佛教密宗里，对开悟的描述，既根据智慧，也根据一个精细的普拉纳[1]体。

我认为，佛教中之所以没有把自由和自发性作为一种明确的冥想类型，是受到了一种隐含的教学法的启发：避免刻意去追求自发性的一种教学策略，并且不让练习者因冥想而放弃对无执的培养，在对无执的培养中，练习者被要求将他的注意力以一种让自发性以尽可能自然的方式集中起来。

后来，我自己也对早期的冥想三极模型不再满意；不是因为我不再将放下控制作为冥想的一个独立组成部分（尤其是在一些名副其实的表达性冥想中），而是因为三极模型无法正确区分正念练习和对一个固定对象的冥想。

因此，我后来将冥想地图转变成了一个既是三极又是两极的形式，其中“阿波罗神的对酒神的”变成了一组三个独立的主动/被动连续体或者“维度”。

在我得出一个关于冥想领域的三对阴/阳维度的六重观念之前，我将最初在《冥想心理学》中的三极地图转变成了一个二维的四重观念图，如图2-2所示。

根据这个更新了的模型，冥想的四个面向被理解为两个双极连续体的表达，每个连续体都横跨两个互补的极。

1　普拉纳，又译为气（梵语：*prāṇa*，*Prana*）或风，或音译作般纳或般尼克（英语：*Pranic*），是一种生命能量，类似于中医所说的气，或气功所说的炁。——译者注

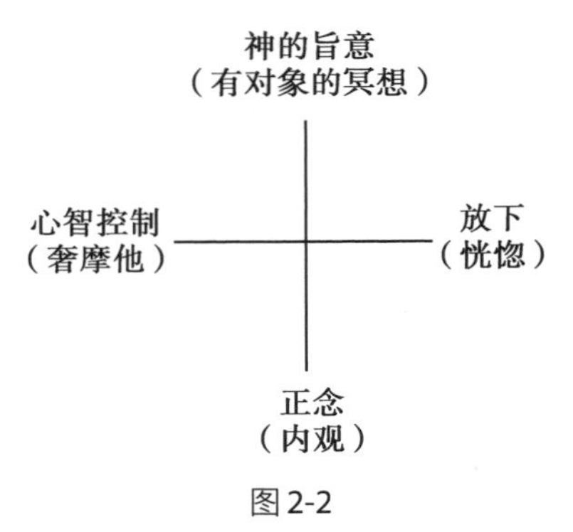

图 2-2

佛教的静心练习——奢摩他或者帕坦伽利的胜王瑜伽[1]，其目的是让心止息，在这个体系内，与其他的体验是相对的，比如内心指导下的恍惚，灵性启示（或者西方神秘主义传统中所知的预言），或者密宗里的普拉纳现象。为了强调潜在的极性的本质，我提出了冥想的“止 - 动”维度。

在积极的心念控制和消极的臣服于心智的深层自发性之中，问题的关键都是行动：非作为正如非干预一样，可以说是跨越了心智和冥想的意动维度。

相比之下，图 2-2 中的第二个维度是认知的——因为它的两极涉及形成鲜明对比的关注焦点。

意识会被指向即时体验的细节（不管是身体的体验，还是更宽泛的感觉体验、情绪体验，或者思维过程），也就是转向心智表面的现象。我用“正念”这个词来命名这种对体验细节的关注。或者，注意力也可以转向对神圣的意识，而这反过来又是通过它的神圣名称和许多面孔来

1 帕坦伽利的胜王瑜伽（Patanjali's raja yoga），又被称为八支分法瑜伽，是一种运动瑜伽，他创作了《瑜伽经》。——译者注

唤起的——比如，对于意识的象征性隐喻。

就像正念练习一样，在对神的旨意或者神圣性唤醒的练习中，专注的意识被聚焦在抽象或者想象的领域，当作全神贯注在一个简单或者复杂冥想对象中的一种方式。

很容易就可以看到，在这两种情况下——冥想的止-动维度，以及向内/向外指向的注意力——它不是简单对立的问题，而是互补的积极/被动的问题。

因此，很多世纪以来，冥想被认为是到达超然存在的一种途径；而反之，很多被超然存在体验触碰到的人，最后都会成熟到在此时此地将超然的意识和平凡性整合起来。同样地，静止和流动是互补关系，而不仅仅是对立关系，因为尽管存在典型的状态（比如罗兰·费舍尔在生理学上区分的静心和狂喜的领域），但也存在一种同时具有心流和内在渗透性或开放性的心理状态。这可以用禅宗的空天隐喻来说明，它允许鸟或云的运动；在这种状态下，冥想者意识到一个稳定、永远沉默和未区分的心灵核心，既不受思维和其他心理事件的干扰，也不会被遮蔽——恰恰因为心理状态的非阻碍性，才产生了最大的创造自由度和有机适应性。

我们可以将这四个过程或者任务看作冥想者开始的四种内在姿态，也可以看作冥想的过程存在于不同的比例的无为、放下、专注和神的旨意的唤起。有些技术主要有静心的作用；有些则更多地带有祈祷或者礼拜的性质；有些可能处在臣服和专注之间。

例如，昆达里尼瑜伽可以看作正念和神的旨意的结合：对脉轮（身体中心）的冥想涉及正念，因为注意力集中在身体的一些部位，这些部位通常不在意识的前景而是在经验的背景中（因为我们主要是对身体的表面有觉知，而这种冥想让我们聚焦在一定程度上被遗忘的中心或者身体的轴心上）。然而，与这个正念的成分一起，在密宗里，还有特意唤起神圣特性的传统；而神性的不同面向叠加在查克拉之上，反过来，这些又是通过颜色和象征性的几何图形的视觉化而唤起的，当然，还带着神明的咒语和符咒的加持，有着特定的神秘和视觉的特性。

应约翰·R. 施陶德博士和《意识和文化》杂志的邀请，我提交了我刚才概述的冥想的四极图，在那个分析里面我没有将对爱的培养作为冥想的一种形式，而这个疏忽将虔诚练习和冥想领域的其他练习区分开来，特别是在臣服神的旨意方面，在祷告者的生活中难以与虔诚分开。对于那些倾向于将虔诚完全从冥想领域排除出来的人来说，我现在提出的更加宽泛的地图可以被准确地称为灵性练习的地图，而不是“冥想”的地图。不管是哪种情况——冥想的维度，或者，更宽泛一点，灵性练习的领域——近些年来，我选择将虔诚纳入我的意识地形图中，包括它的各种文化形式，比如慈悲对上师的虔诚的培养。

就像我 1981 年在圣弗朗西斯科举办的美国心理学会会议和 1982 年在孟买举办的国际超个人协会会议上提出的，对这个扩展了的领域的研究表明，广义的冥想不仅要在意动轴（关于非作为 / 臣服）和认知轴（对感知觉 / 内在表征的关注）上做出解释，也要在情感轴上做出解释，这样做不仅是因为考虑到禁欲和牺牲的出世和奉献，也考虑到充分发展的冥想领悟的内在品质。

我构思了这个情感轴（在图 2-3 中以纵坐标呈现出来），横跨爱和无执的两极，并且很容易看到，这里阴 / 阳的对立也包含一种互补性，因为就像丰富的爱从无执中产生，无执也是由爱激起的。

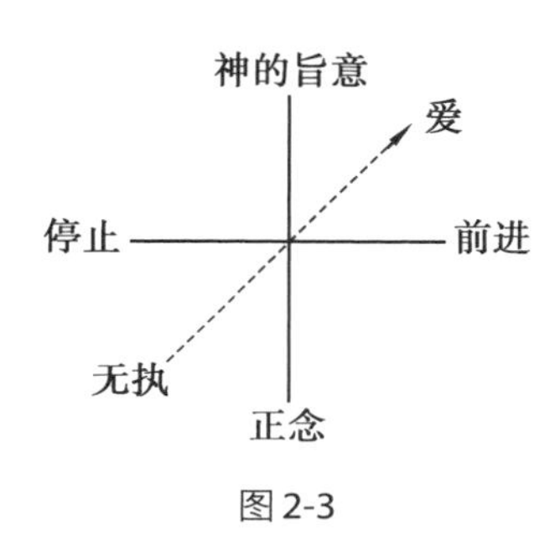

图2-3

我说的无执指的是基于“宇宙的中立”或者超然的中立性。这种无执并不会引起能量或者情绪的匮乏，而是从情感领域中去掉认同，以及激情的“止息”。

另外，爱是转化“轮回的”或者退化的激情能量的目标——心理能量从动力匮乏的状态回归到动力充沛的状态，从它被遮蔽的状态回到原初和自然的状态。

根据古印度创世神话，陀罗将他的金刚杵刺入巨龙利维坦身体内，导致他身体里面装的所有水以雨水的形式降落下来，形成了维持我们这个世界的海洋和河流，冥想的启示力量可以说是终结了心智的一种抓取姿态，这种姿态不仅构成了爱的一种退化的衍生物，还在抓取它的时候，阻止了识别和表达它。

我们可以将我已经列举的这六个心理过程（以及相应的状态）看成冥想的面向或者冥想过程的组成部分，然而，谈及“面向”或者“成分”就暗含着这个过程有不同的方面。

在图2-4中，所有的箭头都汇聚于一点，表达了这样一种观点，冥想的成分是通往自我悬置或者自我消融的不同途径。

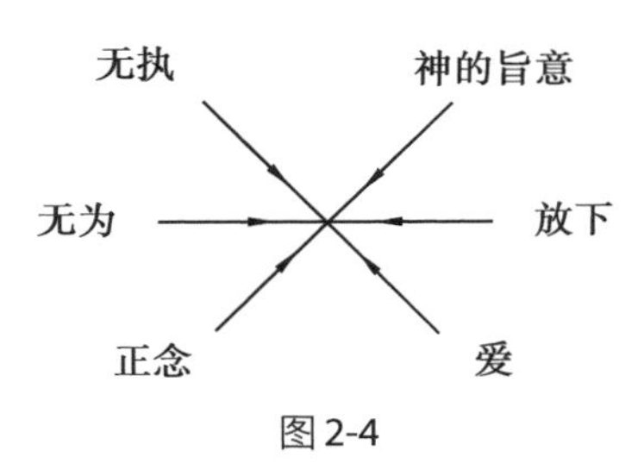

图 2-4

因此，无为，就它给心灵中所有的东西带来停顿来说，是对所有可能正处在错误之中的东西的自然救赎；不管动力是什么，不管我们的习惯、情绪和想法是什么——如果我们只设法停止做那些机能失调的事情，那么我们只是暂时健康的。因此，无为可以帮助我们平息内心的心烦意乱，不管弥漫于我们心灵的强迫行为是什么类型的，就像是在打磨自我。

放下也像是自我的一服解毒剂。从某种角度来看，自我就像是夺取了心灵控制权的篡位者，所以在健康和满意的由整体控制（整个的）身体/心智复合体的状况下，出现了由部分控制整体的局面：在心灵中有一个小岛，它假装成整体，并自称“我”，这是一种内在的专制。

在放下“孤岛的”控制方面，生物学上的有机体自我调节通过弗里茨·皮尔斯和格式塔疗法而广为人知，这是对古老的道的观念的现代理解。就像《道德经》的中心思想所展示的：万物都会臣服于道，能守住道的人，就守住了天地的根本。皮尔斯引入了一个观念——当有机体自我调节运行时，心智的深层次和谐与智慧就会起作用，疗愈自我“控制下的疯狂”所带来的神经并发症。可以说，我们的天性就是，如果我们发挥正常功能，我们就会发现自己与超越于我们之上的东西处于和谐之中——然而，如果这个整体对整体的调节被压抑了，我们就会缺乏潜能中所蕴含的流动性和复杂性，转而必须通过概念思维和匮乏性能动来做出决定。

自我的另外一个面向是无意识——一种活跃的无意识。如果一个部分控制整体，它必须要付出压抑的代价；它必须阻隔意识并且干扰冲动。为了不去表达某个东西，必须要忽略掉它。由于无意识，人格变成碎片化的，并且会将它自身看作与整体分离的。“平常的意识”包含这样一种意识的堕落，以至于我们甚至都不具有一个完全和整合的身体意识，更别说情绪觉察和对思考体验的直接认知了。因此我们可以说正念——觉察——是对这个活跃的无意识的解毒剂；在重建意识和培养与即时体验的接触的时候，自我的心理惯性得到了医治。

类似的话也适用于神的旨意，也就是对神圣或者创造性想象的关注。它也是自我的解毒剂，因为在自我运作的时候，不仅有对感知的遮蔽和碎片化，还有意义的丧失、价值的丧失。但丁在《神曲》中通过让天使不能去地狱——巨大的情绪疾病地带——来表达这一点。（天使，在《神曲》中，可以在天堂和炼狱中活动，但是有一个例外，他们不能去地狱。）我认为这是一个好的隐喻，因为在自我呆板的心智之中，它就像一个玩偶、一台电脑，或者是模拟的生命，没有神秘事物的容身之地。

自我可以被称为虚假自我。它自称为“自我”，正是因为它不是我们全然的存在，所以它多少有些隐微地包含着缺乏存在和渴望存在的体验。自我有着表面上的存在，是一个表面上的人格，但是说到我们“是”我们的自我，我们只是试着成为，想要成为。我们想要更加有活力，我们想要变得完满，而正是这个对存在的渴望驱使着我们做大部分的事情。从这个对存在的渴望和相应的非存在的威胁，产生了贪求、愤怒，以及总是把事物挡在外面的需要。我们也许可以说，流淌在自我的血管中的，正是这个贪求、这个渴望；而“存在的血液”——“灵魂的血液”“真实自体”“本质”或者开悟的状态——是丰富的，也就是说，爱是丰富的。

如果我们考虑到，爱是丰盛的和充沛的，是健康和开悟的一部分，我们就可以理解，将爱作为超越自我的另一个途径了。

同样的话也适用于无执：它和冥想练习的其他要素一样，是一种悬置自我的方法，因为起源于贪求的自我，只能通过退避——例如，通过自我抑制——来练习无执。

但是，如果我们也可以将冥想的六种可供选择的姿态设想为消除自我的方式，我们也可以将它们看作通往实现存在的道路。因为消除“低级心智”和实现“高级心智”，也就是驱散幻觉和认识到超验的真理是冥想目标的两个互补面向：涅槃（“轮回的”意识和热情的中止）是开悟（三菩提或者正觉）的互补，或者用苏菲主义的话来说，无我（自我消解）是通往永存之门。

到现在为止，我谈到了冥想的三个维度，就好像它们是彼此独立的——就像空间的三维一样，由解析几何坐标系很好地表达了出来。然而，这只是一个方便法门，因为我们讨论的心智的不同姿态并不是彼此完全独立的。例如，我们不能完全将觉察和内心平和，或者内心平和与无执区分开来。

我没有对六种冥想成分之间的不同联系做详细阐述，我只想说，无为、正念和无执这三种练习关系密切，并且，它们的对立极——放下、神的旨意和爱——之间也有类似的关系。前三者，我们可以说它们是一个“瑜伽复合体”——因为这些是印度和佛教瑜伽（一般而言，远东灵性传统）中最典型的态度；而后三者，我们可以说它们是一个“宗教复合体”——也就是说，西方意义上的典型宗教练习集群——由犹太教、基督教、伊斯兰教，以及印度的虔诚派所共有。

然而，灵性练习中这两个占主导的方向——阿波罗和酒神的（有时候被称为“干的”和“湿的”道路，或者“太阳”和“月亮”路径），不是互不相容的，历史上有很多两者结合的例子，比如早期西方神秘主义，中东的“智慧大师”传统、印度的密宗，以及藏传佛教中对这两者有相当重要的阐释。

图 2-5 中显示了非我和灵性认知或者觉悟的相互依存关系，以及六种基本练习对彼此的促成方式。其中，我用实线（区别于虚线）强调在瑜伽道路中自我悬置的过程，而宗教道路强调对高级存在的去遮蔽过程。就像在其他地方说到的，这种状况像是库尔特·勒温十几年前在他的一部电影中所指出来的。电影里面有一个小孩子，在接连的挫败之后发现，为了坐下来，他必须背向椅子。

从以上分析来看，我对冥想本质的研究已经通过识别出六种悬置自我和获得终极超验知识的冥想途径获得了解答：唤起神圣性，对此时此地的觉察，通过瑜伽的控制获得内心的平静，让心臣服于它自然的自发性、无执以及爱。

但是，这些练习难道不是冥想本身的序曲吗？冥想艺术（不管我们称它为“冥想本身”或者“非冥想”）的顶峰难道不是超越了所有灵性练习形式的自发的状态吗？

反过来说，对任何方式的心理练习的描述都不足以表达最高意识。最高意识和现实——普罗提诺所说的“太一”——不如说是一种空无，对此什么也不能说。考虑到它的超越性特征——无可名状，我们唯有接受维特根斯坦在他的《逻辑哲学论》中最后所下的结论：“对于不能说的东西，我们要保持沉默。”然而，如果太一是不可名状的，许多灵性传统已经根据某个三元组谈到了高层次意识——就像真理-觉知-喜悦，基督教的三位一体，佛的三身，以及哲学的终极三问。在目前对冥想面向的分析中，我们可以问：我们是不是在每一种情况下已经漏掉了阴／阳对立所包含的第三种选择？难道最高冥想不是仅仅涉及一个给定连续谱体中积极和消极选项之间的互补，而是这种对立面同时发生本身就是调和的中性的表达呢？

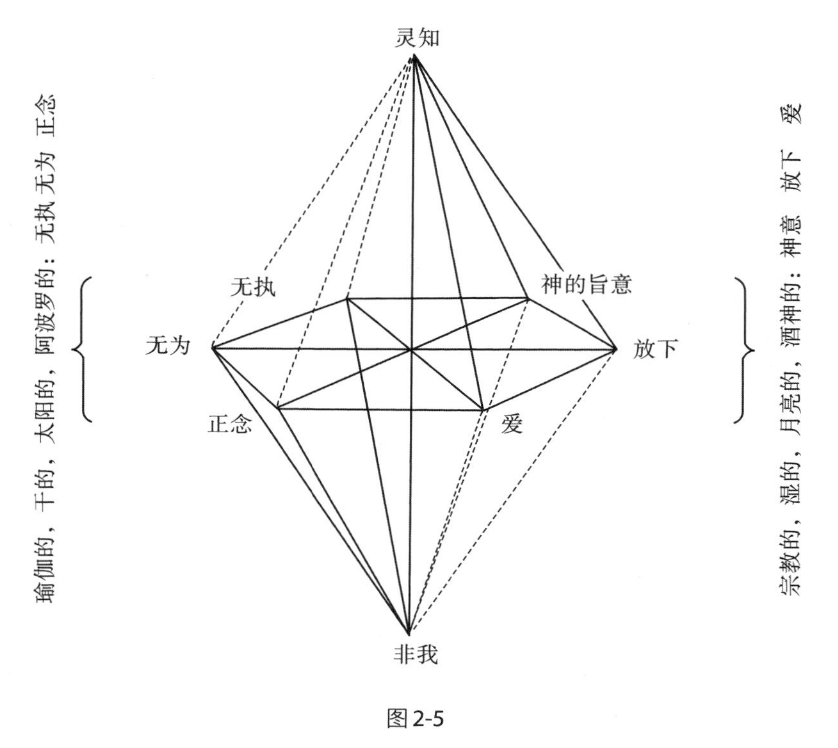

图 2-5

在接下来的分析中，我试图论证每一个我已经作为两极连续体呈现过的三个领域，也可以被设想为三极的，并且每一个都可以找到积极和消极之间的中性选项。如果我们将之前的两个称为“阿波罗的”和“酒神的”，那么可以将这第三个称为“否定的”（就“非此非彼”来说）或者中立性选项，“佛教的”。

那么，让我们再次考虑正念/神的旨意两极的内在/外在连续体。

确实，我们也许会将注意力指向感知-运动体验的细节，或者作为一种选择，指向内在客体，比如神的属性、曼陀罗或者观念（包括自体和空无），作为通往觉悟和神圣性的桥梁。但是，在这些内在和外在客体之外没有别的选择吗？确实有——那个觉悟会转向自身；或者，不如说：觉知可以觉察到它自己而不用成为它自己的客体。

虽然这个冥想的途径在佛教无上瑜伽传统中确实可以找到最精细的表达，但是它与瑜伽一样古老，并且是许多门派，包括一些基督教神秘主义的沉思体验，以及拉玛那·马哈希的“我是谁”。

下面我将引用穆克达难陀大师的书《我是那个》中的一段话，来回应佛教瑜伽行派坦特罗的教导。这本书的一开始他就指出，人花了很大气力来获得物质世界的知识，但是：

> 因为他不知道他内心深处的无尽快乐，所以他从世俗的活动和享乐中寻求满足感……创造和维持这个世界的神圣原则在我们的内心，以极乐之光的形式脉动……有些哲学家说，自我是不能认识的。然而，在我们生活的每一个时刻，都能体验到自我……
>
> 一位圣人写道，“自我，湿婆，是极为纯洁和独立的，你可以通过内心的悸动和颤动不断地体验到它。”
>
> 它不能为感官所感知因为它让感官成为可能。它无法被思维理解因为它让心灵思索。尽管如此，自我可以被认识，而认识它不需要思维或者感官的帮助。
>
> 根据湿婆派，最高法则有两个面向，*prakasha* 和 *vimarsha*。这个

> 原则用*prakasha*照亮这个世界上的一切，包括它自己；用*vimarsha*给予它所照亮的事物以知识，同时也让它们分化……给予内在和外在感知的自我，也照亮它自身。

佛教对这一认识的突出贡献之一就是从自我对话到无我的观点的转变，这一转变最后变成了关于空性的教义。当然，“自我”仍然是一个实体，而佛教，想要强调冥想的本质早已超越了所有的事物和所有观念，甚至认为说自我存在或者不存在都是不恰当的。不像吠檀多一样谈论自我认知或者关于自我的知识，佛教谈的是关于“心”或者“法”的知识。虽然回避使用“自我”这个字眼鼓励不去执取任何东西，但不容怀疑的是，佛教中“明心见性”的智慧与帕坦伽利所描述的体会——原人[1]超越了精神结构——并无二致。我们在莲花生的伏藏《通过光裸觉识达到自我解放》中得到了确认，他在书中解释说：

> 有些人将它称为“心的本质”或者“本心”。有些外道[2]称它为阿特曼[3]或者“自我”。声闻乘将它称为无我的教义。唯识学派称它为心念。有些人称它为般若波罗蜜多或者“圆满智慧”。有些人称它为如来藏或者“佛之胎脏”。有些人称它为大手印[4]。有些人称它为

---

1 原人，原文是*purusha*。——译者注

2 佛陀所说的教法，则为内道，只要不是源于佛性，皆是外道。——译者注

3 来自古印度梵文，灵魂的意思。可以指称单一的灵魂体，也可以是众多的灵魂体的组合；也有人用此观念来形容世界灵魂、宇宙灵魂，类似心理学里“集体潜意识”的说法。——译者注

4 大手印，梵语名Mahamudra。——译者注

“独特的领域”。有些人称它为法界[1]或者“各种事物的现象及其本质”。有些人称它为阿赖耶[2]或者“一切的基础”。有些人就是简单地称它为“平常心”。

因此，有一种注意力集中的形式，既不聚焦于外在也不聚焦于内在客体，而是一种弥散的注意力，根本就不集中，即没有固定在任何东西上，它就可以在“品尝”它的存在的同时，去往任何地方。这就是藏传佛教所说的本觉——“本质的觉知”，而冥想最精细的途径——大手印和大圆满就是为了认识到本觉。在六祖对神秀——一位觉悟程度稍差的和尚的回应中，他清楚地说明，达成本觉超越了精神练习，因为禅的练习并不是抹去心性上的灰尘，而是认识到心的本质。

既然我们对冥想的意动轴已经揭示出，在正念 / 神的旨意两极之间，注意力可以安住于它自身之中，现在让我们考虑冥想的另外两个相对的极，看看这里我们是否也可以找出第三个术语，表明心灵的一个更深层的面向，一个共同的根基或者两者的综合。

冥想的止 / 观或者平静 / 臣服维度提醒我们冥想是平静的。然而，奢摩他[3]是通过思维控制来获得心灵的安定，所以它缺乏平静，因为平静中既无烦乱也无障碍——只有宁静和生命的流动。

我们可以说，在深层的冥想领悟中，既没有（专注的）对心的控制也没有对控制权的放弃，其中不刻意努力和生命的过程同时发生。而在

---

1 法界，梵语名为Dharmadhatu。——译者注

2 梵语alaya之音译；大乘佛教术语，意译为“藏识”，为瑜伽行唯识学派的基本理论基础之一。——译者注

3 shamata译为奢摩他，梵文意思为止。——译者注

心安定中，我们还在练习抑制行动和思考，其中涉及的是试着不要尝试，心的平静或者从容的特点是无为，甚至都不会刻意去不做。

当我仔细考虑如何描述静心和放下之间的交汇点——可以看作它们的共同背景或者综合的第三种状态——我想到了一些表达方式，比如不干预、顺其自然、潜移默化、经验的开放性、敞开自我、空无。

在对觉知的觉知的例子中，这种不刻意与冥想练习本身形成对比，作为冥想目的的一个方面：在心的自然状态中发现某种东西不是建造或者达成的。

如果本质觉知是心灵认知的最简单的面向，它只是被我们的习惯意识所遮蔽（就像白天看不到天上的星星一样），相似地，不干预或者开放性不是某种需要无中生有的东西，而是自我消融的一个简单表达。确实，本质觉知和空性构成了两极，和我们在讨论冥想的目标的时候已经遇到过的两极没什么不同：灵知和无我，或者觉醒和自我消解。

我们已经在认知方向的本质觉知中找到了朝向感知和朝向象征的第三种选择，并且我们已经在经验的开放性中找到了抑制和去抑制（或者，兴奋）的另外一种选择，那么，我们可以为情感投入/疏离找到第三个选择吗?

我们也许会发现它转过头来对它自身进行评价而不是朝向外在的客体：一种欣赏却没有对象的情形，类似于没有对象的觉知，只是觉知是知性的而欣赏是基于价值的。

传统上，会用到“福祉”和“幸福”这些词来形容这种自我反思性的没有对象的爱的体验。并且我们可以说，福祉或者灵性满足处在爱和无执的中间，它是无执和爱的来源，并且是一种两者都可以从中开始的状态。

这时候，在我的分析中，我在想我的读者中会有多少人在问自己，以将九型人格应用到心理学上而闻名的我，是不是一直在暗中呈现“冥想九型”呢?

事实是，在构建冥想练习和成分（以及相应的意识状态）的时候，我还没有这种想法，但是当我的妻子苏西，读过我关于“六种姿态”的陈述之后问了我一个简单的问题：“这些难道不能和九型对应起来吗?”我才意识到，可以将九型作为一个通用的冥想地图。

但是在进一步探讨这个问题之前，我需要解释一下，九型人格是由G.I.葛吉夫引入西方世界的，他把这个符号看作与音阶等同的，并且讲清楚了沿着“创造射线”前进的步骤。根据葛吉夫，这个宇宙地图据说一开始是在一个古老的秘传学派中流传的，是两个宇宙定律——“三的定律”和“七的定律”——运作方式的数学符号。如果你考虑一下，在九型人格图中（见图2-6），九个点分别属于一个六和一个三的组合，我们会寻思，这个图怎么表达“七的定律”。

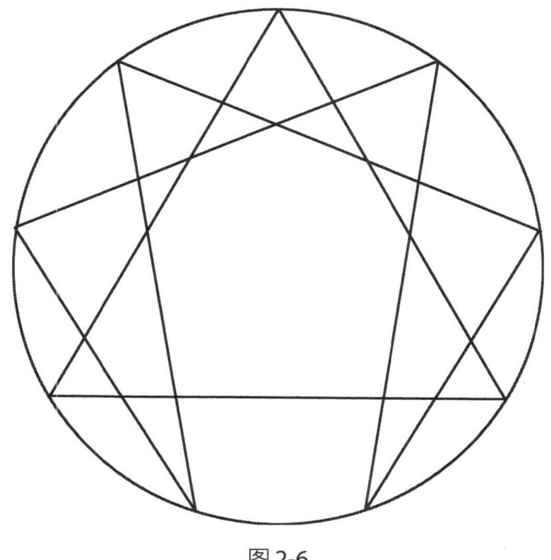

图2-6

答案就在于三位一体的理念。或者，九型人格结构可以描绘成六重的“大卫之星”，其中有一个中心点，三重是暗含在其中的。因此，九型人格，可以被描述成一种抽象的说明两个连续射线的方式：一个从一到三重，另一个是从3到3+6，既可以从9也可以从7来进行讨论。

虽然葛吉夫将九型人格图用作随着时间推移的地图，但是它在心理结构上的应用，是与当前的分析最相关的。在心理结构上的应用，是由奥斯卡·伊察诺在20世纪90年代提出来，并由我自己发展的，因此，让我用最简略的方式说明需要用到的九型人格的东西，然后再将九型应用到冥想领域。

在图2-7中，我在九型图上的点旁边标出了与临床心理学对应的人格类型。对这个图熟悉之后就知道，沿着圆周有三对相互对立的配对。1号的性格强迫而古板，与2号任性、善变、淘气的表演型人格形成鲜明对比，后者讨厌约束而前者也就是“完美主义者”，接受纪律的约束，并且将禁令和责任强加在自己和别人身上。虽然，将强迫性神经症患者（或者，我将这个神经症类型称为“完美主义者”）的精神自律等同于冥想性的注意力集中会是错的，但是精神控制的练习确实需要热情，还涉及一种微妙的严苛。在将强迫类型与冥想领域的专注力训练对应之后，很明显，在完美主义者和表演型人格之间的对立，恰好对应于让思维停住和让思绪自由流动之间的对立。表演型人格的人过于任性，太浮躁和注重享乐，不会受奢靡他所吸引，但是可能会通过表达性冥想进入灵修道路，屈服于恍惚状态和有机体的指引。并不是说，太善于表达的诱惑者病态的任性和对约束的快乐主义的拒绝就等同于冥想中思维的自由，但是自我中心的“E2”，作为对自由的追求者，是一个天生的酒神冥想者。在九型图的下方，我们会看到对立的E4和E5性格。在心理学界，前者最广为人知的是自我挫败型、自虐型、抑郁或者边缘型人格障碍，而E5最有名的是分裂样人格障碍。很明显，这些人格之间的对立反映了冥想领域情感轴中无执和爱这两极之间的对立。因为人格领域的对立存在于极度渴望（“口欲-攻击型”）、过度卷入的E4，和冷漠疏离、参与度不足的E5之间，所以这表明，把两者之间的对立想象成在无执和慈悲之间的对立好像要比想象成在禁欲和爱之间的对立更恰当一些：慈悲的人在有痛苦的情况下还维持情感的卷入，可以说比受虐人格病态的过度卷入更像，后者在受挫或者牺牲的情况下仍然紧握住不放。

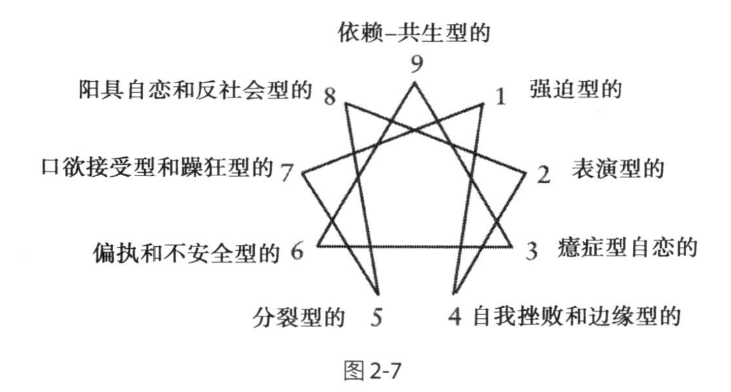

图2-7

在如此恰当地描绘了冥想领域的意动和情感轴之后，我们期待着在九型人格剩下的区域找到与冥想的认知极对应的配对，而刚好：对“神的旨意”的积极想象和“正念”对“此时此地”的关注之间的对立，恰好对应于E7和E8的倾向。一边是“口欲-乐观主义的”“吹牛大王”，过于沉湎于幻想和象征，另一边是“阳具-自恋的”，意志坚强的E8，执着于当下的知觉，蔑视象征或者概念上的表征。

当用内在流动的结构加以测试的时候，六种冥想姿态在九型人格图上又能找到什么意义呢？

如果我们用 E1-E4 的连接作为开始，我们必须问：专注或者心一境性是否与慈悲形成对比，说埃克格拉塔[1]或者平静的容忍会导向或者支持慈悲，是否讲得通？答案很明显：瑜伽的超级专注是与慈悲形成对比，就像湿婆对夏克提，平静对流动；然而，几千年的经验证实了这个论点：冥想对德性有支持作用，并且会有助于爱的发展。这很容易理解：在静止和隔离中练习自我悬置，与练习超越生活中的障碍或者激情本质上是相同的，但是要简单一些。具有慈爱的情感参与可以说是，当烦恼被瑜伽练习“烧尽”的时候，会自然显现出来。

此外，在专注力练习中，存在着一种放弃，即放弃关注所有注意力之外事物。这个“斩断”也发生在慈悲练习中，因为其中关注的是别人的痛苦。

在E4和E2之间的箭头让我们来考虑慈悲和附身恍惚之间的关系，屈服于他人的福祉，与附身恍惚和内在指引中涉及的臣服之间的对照是显而易见的。然而对比也很清楚：在与内在或者更高指引同调中，是对快乐的臣服；在慈悲中，是对痛苦的臣服。并且，在从E4到E2的移动过程中，焦点从他人转向了自身。就像在性格领域，E2是“以自我为中心的”，而 E4 是“以他人为中心的”，在冥想领域也有类似的东西：慈悲，因为它的以他人为中心，涉及一种剥夺，而神灵感应中涉及的是不剥夺。

难道我们不能说，慈悲中的以他人为中心和自我牺牲练习有助于调和神灵感应和对生命之流的可渗透性吗？而后面这些构成了处在最好状态的“放下”。

---

1 梵语的音译，原文是ekagrata。——译者注

我个人认为，一种温和的性情不仅促进无条件的臣服，而且能获得从神灵感应和附身恍惚中出现的祝福。

现在，让我们考虑九型人格图中从 E2 到 E8 的箭头，它类似于附身恍惚和内观之间的对比。很明显，一种微妙的臣服可以支持内观练习：对体验之流的开放中的无选择的臣服，以及高阶练习中的典型的“普拉纳流”中的深层臣服。（这些是众所周知的感觉的来源，这些感觉是乌巴庆内观途径的关注焦点，强调身体的觉知和细微的振动现象。）

至于正念（E8）和无执（E5）之间的关系，这是最明显的，因为正念是练习无执（或者禁欲）的领域，无执（也就是，不沉迷于依恋或者厌恶）是内观练习的直接目标。

无执（E5）和创造性想象（E7）之间的关系是什么呢？对立是很明显的：神性激起热情并且被热情所激起，而热情是与无执的中立性相对立的。然而无执是通向光明的途径，正如空性是洞察力的源泉。

没有比创造性想象（E7）中的丰富和专注（E5）中的沉默冷静之间更大的对立了。但是，难道神圣感不是专注的最强大动机吗？在神圣的东西面前，注意力自然就会集中起来，然后自发的放下就会到来。帕坦伽利时代的瑜伽修行者应用这一点，通过在能量中心唤起神灵的练习来进行专注力训练，并且在藏传佛教视觉化练习中也是，神圣感有助于专注力和心理上的宁静的发展。

就像我们发现在九型人格图的六个一组中描绘了冥想形式的六重领域，冥想的内在核心——以及思维的内在核心，在冥想过程的最后发现的——可以用九型图的内部三角来描绘。

几何学让这一点很清晰，沿着圆周的每一对连续的对立配对与对称中心的关系帮助我们认出：在冥想九型图中，就像人格九型图一样，在某种意义上说E6与E1和E2有关；E3与E7和E8有关；E9与E4和E5有关。

顺便说一句，在返回到对冥想的考虑之前，在人格领域把这一点说清楚是有意义的：虽然在某种意义上来说恐惧（在它最为赤裸的状态下是回避）是完美主义（E1）和表演型（E2）性格的对立面，这两者是坚决和可亲的，但是在其他方面基于恐惧的性格（E6）是与E1和E2类似的，并且经常与它们相混淆。这一点对E3也同样适用：虽然E3类型的人经常认为他们自己是E8或者E7，但是E3在反社会/亲社会（或者“反叛/亲和”）维度与这两者都相反。并且还有一点也是真的，那就是甘居人后的E9经常会与E5（因为它的顺从）或者E4（在有意识的悲伤的情况下）相混淆，虽然E9与这两者的内向和自私反差巨大。

图2-8显示了冥想的三组对比类型（或者组成部分）以及相应的意识核心特征。现在，还需要弄清楚的是，在冥想九型图上描述出的冥想的核心问题：是否与我们已经看到的六种冥想练习的问题相关?

在E3上标出的对觉知的觉知，与九型人格中注重形象、过于活跃、肤浅和警觉的E3之间，是否有一些关系呢?

的确，只是E3原本受过训练的注意力拒绝朝向心智核心。虽然这个所谓的“以自我为中心的人”对外表和成果极为在意，但是当前的模型表明，它需要将它的注意力集中在最为精细的处在静止状态的一体的意识之上。

在放下和积极的思维控制之外的中立性观念是否与九型图E6所代表的性格类型相关呢?

E6人格有时候是被动的，有时候是过于活跃的，但总是矛盾的——这是一个“烦扰的灵魂”，在他的心灵中，过多的能量被投入欲望和对欲望的禁止之间的对立上。

E6 最为需要的是“摆脱”生活，让他一个人待着，因为恐惧，无所作为就是丧失了对有机体自动调节的健康的不干预态度。这个猜疑的人（不管他是因为不安全感、偏执还是因为强迫）不能放弃人本能的对“慌张反应”——对剧烈痛苦的应急反应——的依赖。

就因为这样，他或者她害怕“仅仅存在”，放下防御工事，因此需要勇气去让自己内心平静。

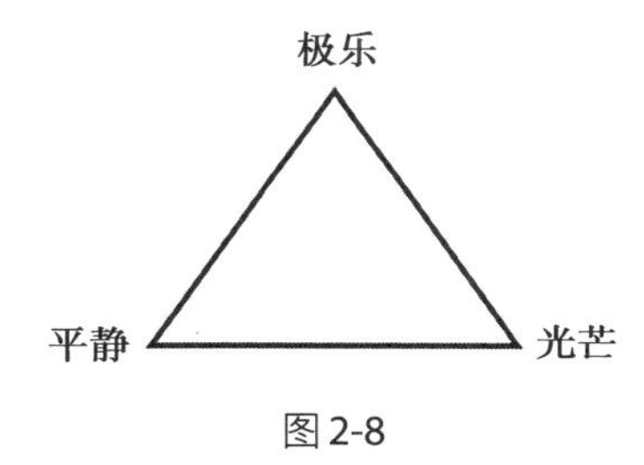

图 2-8

让我们现在来探究极乐和E9性格之间的关系。

E9“首要的罪”或者基本障碍是不关心[1]，有点类似于今天所说的“懒惰”。E9 最爱的是装死来避免被杀死；在追求活下来的过程中，所采取的策略是自我隔离和自我沉寂。

“隔离”的意思是什么？不仅是丧失了自我体验的能力，而且丧失了对自己健康的爱（没有这个，对别人的爱一直都会是一种肤浅的替代品）。

当不抑郁，并且有一种隔离的感觉的时候，E9 是内在顺从、外在满足的，甚至是欢乐的。不管是哪一种——有意识或者无意识的爱的匮乏——都有一种对爱 - 渴望的干预，延伸到了最小化所有的“个人”需求（顺从别人的需求）。

1　Acidia ,源自希腊语*a-chedia*。——译者注

伊察诺称“爱”是E9的心理催化剂，在冥想中对爱的认同也许可以打破固着的墙。虽然冥想的九型和催化剂的九型并不是同一个东西，但“爱”是与那些对思维的空性和光明的觉察成熟了的人所报告的自爱之福是一致的。

虽然E9类型的人被迫以一种机械的方式“爱着”，即与他的心、他的需求，以及（最重要的）自爱是隔离的，但最终，在没有对象的无我之爱的形式中体验精神——这是超然的极乐[1]。

就像把“冥想练习六部分”在九型图上做了定位之后，我继续下去，通过考虑“内在流动”来测试这个图，此刻我也认为，探究定位另外的“内在三元组”所带来的观念的前后关联性也是很重要的。连接本觉、空性和极乐的线条是否表明了这三者之间是相互依赖，互为起源的呢?

佛教密宗对下面三者之间的联系是很明确的：极乐和空性之间，祝福和光明之间，以及经验的开放性和对本觉隐藏的光明的识别之间。

尽管如此，还要进行一个关于冥想九型和它的三位一体的核心的一致性的测试。

围绕“三个角”的三个区域是否在M9、M6和M3的两翼之间获得一个极性，以致心智（以及冥想）的核心方面，都可以被看成它的“两翼”的支撑或者结果?因此，M9不仅仅应该被理解为E5-E4和E6-E3极性的第三个元素，而且应该被理解成伴随对比的E8-E1的第三个元素。

这一点是可以被证实的：虽然此时此地的注意力在M8中是全景的，并聚焦于M1，我们可以说，在M9中注意力是从世界移走的——既不是积极地自发将注意力集中在一个点上，也不是让感知从一个浮现出的格

1 ananda完美的祝福, mahasukha伟大的祝福。——译者注

式塔转移到另一个格式塔——它已经将世界抛诸脑后，并且投向了它自己的核心，享受着它内在的鉴赏力。我认为，不管多么疏远，对于终极现实的直观幸福感都构成了生命的价值感的隐秘源泉，并且正是这个既维持了专一的专注力，也维持了对此时此地的直接觉知。

在讨论六元组的“内在流动”的时候，我已经讨论过了涉及E5和E7，E2和E4的内在/外在相比，现在只需要指出M6和M3是相互调和的元素。

E4和E2之间的对立可以想象成是在理解（或者同理）他人的需求和美德与屈服于（或者理解和同理地认同）一个更高或者更深刻自我或者实体的激励之间的对立。对觉知的觉知，在两种状态或者姿态中间，既不是朝向他人也不是一个更高的自我，而是朝向它自己，就像福祉一样，并且它与福祉无法分隔，就像一束火苗的光和热是分不开的一样。

九型图让人忍不住猜想，内在觉醒（M3）可以通过它的侧翼——慈悲（E4）和臣服（E2）——来进行培养，我个人认为这是正确的但是并不那么显而易见。相反，它也表明，这种灵知或者知性自身既支持慈悲又支持神灵附体。

最后，我只剩一个可能会问到的问题了：这个关于冥想的理论——对这个领域自然而然的沉思记录——会有什么用?

或许这个理论可以在实践中应用？有没有可能在心理治疗和冥想风格之间显著的一致性会带来一个规范性的结果?

如果特定类型的冥想，特别适用于特定的人格结构，这是否就意味着完美主义者应该练习瑜伽的思想控制，引诱者应该练习献身于神[1]，执

1 英文原文为*ishvara pranidha*。——译者注

着于外表的人应该练习某种形式的智慧瑜伽[1]，等等?

虽然我不知道这个实验的结果如何，只有经过一段时间之后我们才会证实或者证伪这个命题，但是我要说，我们不应该让这个观念妨碍了我们去看清这个冥想模型的一个明显以及互补的建议：不管利用我们擅长的方面多么明智，我们也需要去发展那些不擅长的方面。

因此，完美主义者（E1）尤其需要学着去放弃控制；而表演型人格者（E2）需要接受注意力的训练；艺术型的人（E4）需要淡漠；理智型的人（E5）需要慈悲；活跃型的人（E7）需要特别关注普通事物；领袖型的人（E8）需要神圣化。相比之下，内在三角形图上标注的性格，也许可以通过一个更加直接的途径获得益处，也就是对空性充满喜悦的认知。

1 英文原文为*gnani yoga*。——译者注

第三章
身体觉知和灵性发展中的“精微能量”

到现在为止，对冥想的理论描述将身体放在了一边。对真正的冥想来说，相比于纯粹的想象（也就是，其中有某种程度的灵性体验和自我消融的冥想），是包括身体在内的。确实，更加先进的灵性教派强调一个精微知觉意识的领域，这一领域通常被看成一个由精细的“能量”渠道构成的“高级”或者“内在”身体。虽然在其早期阶段，灵性练习会影响我们的情绪生活，影响我们对事物的理解，但是在将自我从各种限制中解放出来的过程中，如果身体没有被某种“坠入坟墓”的感觉穿透的话，就不算完整。在这个身体的坟墓中，可以说，埋藏着那个内在的神圣本质，有些人称它为“灵魂”，有些人称它为“佛性”。

据说，格萨尔王，在他作为勇士王道成肉身的最后，他彩虹般的身体升上天堂之前，带领他的家人和朋友爬上一座高山，然后在那里，指导他们进行了一场献身于“动脉中空气的游戏”的长期静修。大卫 - 尼尔夫人把这个词翻译成藏语 *zalung*，藏传密宗无上瑜伽密续和阿努瑜伽密续尤其强调了这一点（在佛教中相当于印度密宗中的“昆达里尼瑜伽”，道教中相当于“金丹信仰”）。

虽然我尽量避免在本章的标题中使用“昆达里尼”这个词，以便强调这一章的内容包含灵性进化的广泛层面（并且，弱化它与印度文化和美国庸医术之间的联系），但是我不能不指出“昆达里尼夏克提”这个词蕴含的含义的恰当性：“灵蛇之力”。

不仅蛇的滑行是一个自然而然的联想，有时候它是身体里面感觉到的弯弯曲曲的流动路线的一个联觉的伴随物，而且和灵性发展齐头并进的精微的身体持续转变过程，被印度瑜伽描述为休眠的“内在的蛇”（躺下树干底下）的“觉醒”，随后它伸展身体，上到头顶。

很可能，“蛇力”从宗教生活的史前开端就已经为人所知了，正如雕刻在鲁菲尼亚克和其他地方的山洞顶上的巨大的蛇的印记所表明的。

如果新石器时代的动物印记支持了和自然神灵之间的交流存在的话，很可能，巨大的蛇不仅被用来唤起其他人身上的动物本能，而且被用来唤起类似于自然之灵的东西——伟大母亲之灵，既是外在的也是内在的，是生命本身也是生命的指导原则。

在印度出土的摩亨佐·达罗文化的早期泥板文物中，有一个蛇坐在瑜伽士身边的图形，证明了这个古物既代表了瑜伽也代表了密宗。此外，在古代文化中，将蛇和树放在一起，在对天堂的描绘中是广泛存在的。

虽然在青铜时代族长制文化兴起之后，蛇——还有身体——被妖魔化了，但是有理由将蛇和树在天堂里最初关联在一起解释为，是对自然秩序的神圣化的象征，并且有理由相信，在将它当成撒旦之前，它有一个完全不同的神秘功能。在下面这个赫梯人石雕中所描绘的场景中，一条蛇将一个果实送到一个原始人嘴里，它看起来完全是仁慈的（见图3-1）。

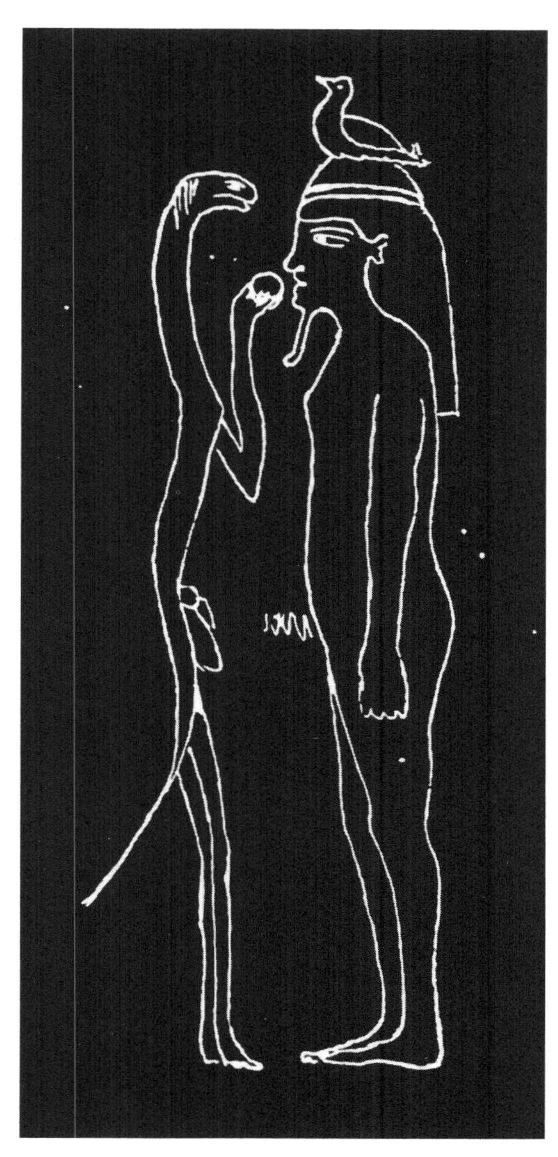

图3-1

阿兰·达涅卢的观点是，欧洲神话中的狄俄尼索斯和印度的湿婆并没有什么不同，不仅让我们看到了狄俄尼索斯和蛇之间的联系，而且和希腊神话普遍存在的密宗意识是一致的。我们可以想到，古代掌管希腊文化的德尔斐神谕，最初是属于蛇女神的。根据神话，阿波罗杀死了皮同[1]，并且夺走了她的神谕，正如宙斯在奥林匹斯山的父系社会初期屠杀了神话中的堤丰[2]。

那么，这个大部分古老传说中出现的"巨蛇"是什么呢?

用伊察诺（我是通过他接触到这个主题的）的话来说，"昆达里尼是上帝"。但是，这句话将昆达里尼的体验理所当然地看成某种身体上的体验。因此，一个更加完整的陈述是，蛇女神是通过一个精微的转化而被神圣化或者偶像化的个体身体本身。

在论述这个身体的转化之前——它只是个体身上更加复杂的转变（可以称为"昆达里尼过程"）的一个面向，让我们思考一下"昆达里尼现象"，不管它是在什么时刻出现的。因为如果用纯粹灵性或者身体术语定义它的话将会是一个错误：除了与灵性状态一起，以及随着时间出现的持续的普拉那过程，可以类比于通过光、能量或者宝贵物质——不管叫什么名字——的东西的循环，将精微的身体编织起来，"昆达里尼现象"还包括其他层面，其中具有代表性的是一个幻觉维度——既有这个词的字面意思，即与幻觉有关，又有这个词的实际意思"沉思"。

1 皮同，音译，原文为Python，是一条巨蟒。——译者注

2 堤丰，音译，原文为Typhon，又名万妖之祖、万魔之父，是希腊神话中象征风暴的妖魔或巨人。比山还高的喷火巨人，长着一百个蛇头，浑身覆有羽毛并生有一对翅膀。——译者注

此外，在幻觉生活中似乎有一个起作用的启示或者内在指引因素，它构成了萨满教的精髓，并且它还是对苏菲的定义。我在哥伦比亚的南美洲印第安人中，见过关于蛇的幻觉被解释为与指导原则的接触的一种表达，并且可以注意到古希腊众神的信使赫尔墨斯的神器之一——双翼双蛇杖。但是蛇不仅是一个信使、一个神谕或者智慧的来源，它还是疗愈者——广泛流传的专业医学会会徽就是标志之一。蛇力带来的启示似乎可以治愈我们的疾病，满足我们的需求。

昆达里尼现象中也有一个感觉维度。传统上人们认识到，在灵性体验之前，不够纯洁或者不健康来进行“蛇之旅”，由于过度的自恋兴奋而产生了某种醉态，随后会带来巨大的痛苦和绝望，那个人会敏锐地觉察到他的病理，并且由于感受到灵性体验的缺失，感觉自己是被诅咒的或者妖魔化了的。

20世纪60年代，在R.D.莱恩等人指出精神病体验的灵性潜能（在一种独裁主义的对健康的要求中太容易舍弃了）之后不久，尤其是伊莎兰学院倡议将各个领域对这个主题感兴趣的专家联合起来之后不久，有人认为在某些情况下，精神病性的体验也许是一种“昆达里尼意外”。例如，在20世纪70年代后期，萨内拉出版了一本名为《昆达尼里：精神病还是超验体验》的书，格罗夫夫妇创建了“灵性危机网”，并且至少有一家“昆达里尼诊断”在旧金山开业了。

我认为讨论个体心理-身体发展中的并发症是有依据的，但是一定程度的“并发症”是规律而非特例，因为治愈过程涉及打开旧伤口，并且会瞥见超过很多人接受程度的真理。但是，由于之前就存在的严重病理会导致悲惨的结局，所以在不同的文化中，都强调将秘传教法传授给没有准备好的人所存在的危险。

除了灵性层面、身体层面、认知层面和情绪层面，昆达里尼现象还有一个层面，也许不那么明显，但是我认为，不仅是内在的，而且在精微意义上，它是最独特的：附体。

附体状态在所有时代、所有文化中都为人所知，但它是最有问题的附体形式——也许可以被称为病理性附体——主要在西方得到了关注。

在高级宗教中，非病理性附体的典型表现是《旧约》中的预言和使徒们在五旬节的体验，而当代的表达主要在苏菲传承、非洲-基督教-巴西宗教，以及苏布运动中。

我们还知道，萨满教是以非病理性的、有价值的恍惚和附体体验为中心的。虽然恍惚和附体构成了萨满发展的替代方式，但是可以说，它们是源自深层臣服的同一个现象的两种不同表现：自发心理运作的两种替代方式，其中有这样一种观念，在起作用的不是习惯性思维，而是超出了日常意识范围的启示。恍惚与附体体验一样，也是由内在指引的，后者是一个人将他的身体和心智交付给一个灵性实体，实体的影响通过行为和言语"引导"得以体现。不管启示是在行为的领域，还是幻觉状态下的想象活动领域，同样地，日常心智被放在了一边，由某个超个人的东西接管。"能量流"也是同样的情况——一种心理-幻想领域和被激发的自发的言语-行为领域的精微的躯体的替代物，因此普拉纳能量流、创造性想象和灵性附体本身，三者可以理解为臣服于超个人或者超自我中心力量的表达。

但是附体和幻觉恍惚并不仅仅是特定的内在状态，而且是明确培养的灵性道路。可以说，一种精微形式的附体是所有冥想的一部分，因为，一种受启发的自我指导因素，让冥想成为某种创造性的内在导航，其中，冥想者的直觉告诉他，一刻接着一刻如何最好地冥想，这种精微的直觉，远远超越了任何标准练习的言语表述。因此，冥想也许可以从模仿某个传统技术的练习开始，但是此后，它将会被直觉大大推动，练习者在悟性的帮助下，知道如何理解那个特定的技术。这一点已经通过早期的苏菲派的代表人物——埃及的左农·米斯里[1]的故事解释过了。有人向他报告，说从一个埃及的墓中出土了一个宝藏。当每个人都从一个骷髅手指的方向去找宝藏的时候，没有人想到手的阴影才指出了真正的地点。同样地，练习只是通过固定的表述提供暗示，而“如何冥想”是一个人从体验中学习到的，并且有一个精微的内在向导指引着他通往内在空间的旅程。

到现在为止，我已经回答了神秘的蛇所指的是什么样的体验这一问题。需要补充的一点是“昆达里尼过程”始于第一个“昆达里尼觉醒”，达到顶点，随后是从头到脚地逐渐“昆达里尼化”——而个人的幻想阶段之后是一种“灵性收缩”的体验。

在这个过程中，旧的结构脱落和新的结构再生同时发生，就像蛇的蜕皮。最后，昆达里尼正是同时在心理灵性和身体层面发生的持续的出生和死亡。

戈皮·克里希纳——他的昆达里尼“大爆炸”是通过经过训练的专注而发生的，他练习专注不是为了追求灵性的目标而是作为学生想要获得学业上的成功——几十年前写下了在他的海洋体验之后漫长的《奥德赛》故事，并且强调了昆达里尼作为“人身上的进化能量”的观点。这个“进

1 伊斯兰教苏菲派早期著名代表人物。生于上埃及。其父母均为努比亚人。苏菲神智学说的奠基者，首创了只有“人神”才能真正认识安拉这一观念，从而使苏菲主义定型。对知识和神智进行了区分。

化能量”的观念反映了以下观点：昆达里尼觉醒的过程与我们成为高阶灵性道路的东西是分不开的——在那个灵性进化的阶段，可以这么说，朝圣者已经徒步走上去了，从此登上了一个自发前进的交通工具。

一条蛇展开并上升的隐喻，对理解“昆达里尼过程”是完全恰当的，只要不过于从字面意思来理解它。在转变过程中有一个顺序结构，表明其在有机地展开，就像季节的呈现顺序，或者蜕变的阶段一样，其中每一个阶段都是下一个阶段的完美前身，但是这个过程又是极具创造性和个体性的。

当然，要讲述这个随着时间推移展开的“蛇”的故事，从一开始讲起是恰当的——它有时候被称为“昆达里尼觉醒”。就像某个“他者”的东西来到了一个人的身体和心智里，它好像有着它自己的生命。就好像一个灵性的种子落在了一个普通人的心智里来进行培育，直到它生根并盛开。但是我并不认为一个灵性上受孕（因为这是一个灵性受孕的时代）的人，必然会对这个体验的身体层面感兴趣。有时候在脊椎、肚子、前额或者身体其他部分令人印象深刻的知觉也许会很显著，有时候，也许幻觉层面会更加明显，比如，也许会感觉到有光，一种神圣感，或者一种无法描述的状态。

我自己的昆达里尼觉醒发生在和吉姆·西姆金进行的一次格式塔治疗面谈中，并且没有涉及任何脉轮的体验——虽然普拉纳是其中一个相当突出的部分。他指出我需要对我的呼吸进行工作，并邀请我关注它，这首先导致了呼吸亢进，之后是对我当下体验的一种新层次接纳，最后一个是“顿悟”，在我从伊莎兰学院开车回伯克利的路上持续了大约两小时。我感觉这个体验涉及一种“无世界的感染”，而一般来说感染是昆达里尼觉醒中最重要的因素之一。这也许是一次正式传授中的有意传递，对灵性上参与其中的生命的自发感染，或者是团体感染——尤其是由一个灵性导师指挥的团体，而这个导师可以激发臣服的意愿。

有一次，我给一位吉他手做咨询，这位吉他手过去曾经在印度跟一位印度七弦琴大师学习。在演奏的时候，他的腿会不受控制地抽动，这使他感到惊慌。有时候“昆达里尼附体”也许是这样的：某种不正常的表现；其他时候，不自觉的动作是和谐的，比如佛性瑜伽修习者中经常发生的情况，当他们进入某种体验时，就会自发形成马德拉舞和瑜伽姿势。

最常见的昆达里尼觉醒的刺激物是某种形式的冥想。

不仅让身体和心智臣服于非自我中心的控制会引起这一觉醒，而且传统瑜伽也会引发这一觉醒，因为对内心平静的追求涉及与自我的起心动念作斗争，而这迟早会破坏掉自我中心的干扰，为更大的自发性做好准备。甚至，密宗传统以掌握专注作为先决条件。拉雅瑜伽或者其他的密宗系统的教学法就是这样的，在努力完成任务之后，修习者有了一定程度的灵性收获，而此时的任务不再是继续努力，而是学着不再努力。

除了突然爆发的身体和心智的自发性现象和一种精微的引导感之外，“蛇力”的活化通常还会带来理解力——既有对传统教法也有对日常事件的理解。神话和故事充满了灵性洞见，当然，它们也不会遗漏记下进入内在的蛇的自发性载体的时刻。

下面是格林童话《白蛇》的第一段：

> 从前有位以他的智慧而闻名全国的国王。世界上的事情没有他不知道的，而且，好像再秘密的事情也能有风声传到他的耳朵里。不过，这位国王有个古怪的习惯：每天吃完晚饭，桌子已经收拾干净，而且其他人也都已离开之后，一位忠实的侍从会再给他端来一道菜。

不过，这道菜用盖子盖着，谁也不知道里面装的是什么，就连这位侍从也不知道，因为国王每次都要等到房间里只剩下他一个人时才揭开盖子吃。

这种情况持续了很长一段时间，终于有一天，端碗的侍从再也克制不住好奇心，把这道菜端进了自己的房间。他小心地锁上门，揭开盖子，看到盘子里的菜是一条白蛇。他看到之后，就忍不住想尝一尝，于是他用刀子割下一小块送进嘴里。蛇肉刚碰到他的舌头，他就听到了窗子外面有一些奇怪的小声音在窃窃私语。他走到窗边侧耳细听，发现原来是一群麻雀在聊天，相互说着在田野和森林里的所见所闻。吃了那块蛇肉之后，他现在居然能听懂动物语言了！

同样的事情也发生在西格弗里德身上，在他屠杀了巨龙，用它的血洗澡之后，听懂了鸟类的语言。在第一个例子中，“蛇化”的发生是通过接近国王和他的食物；在第二个例子中，“龙化”是与激情进行英勇搏斗之后的结果，因为根据族长制的惯例，龙代表了占有生命能量和更高生命潜能的自我或实体。

在很多神话或者故事中，和龙（或者在俄狄浦斯的例子中的斯芬克斯）相遇是一种试验，否则就是强大的力量被知识征服。这里面，我们可以看到感悟能力和昆达里尼成熟之间的不可分割性。确实，如果臣服中发生的强烈的释放表现没有悟性和智慧与之匹配的话，个人的旅程将会变得难懂。

伊德里斯·沙赫在《一千零一夜》中的《渔夫和魔鬼》的故事里，清楚地说明了密宗的理论基础：“人永远无法获得认知外的财富和幸福”。

不管身体方面的表现有多显著，一旦内在指引的自我组织体验过程被触发，个体的进程可以被描述为，持续的开疆辟土、体验的深入、自我净化。但是，如果认为这个过程将会自然地达到一个神秘的高潮（“海洋体验”），并且按照印度教圣典或者任何教义体系的蓝图来展开，将会是一个错误。确实，特定的系统会通过性唤起激活最底下的脉轮，并采用将“能量”聚焦于额部，最终达到头顶的视觉化方法；的确，脉轮（或者换句话说，在身体不同层面产生的振动活动）的激活可以在一定程度上通过刻意转换注意力和视觉化来进行操纵。然而，如果认为通过视觉化和呼吸方法的支持，将本能能量上升到灵性层面，必须按照当今流行的印度对脉轮的描述中所隐含的身体能量转换和视角化的特定顺序操作的话，就未免太过于狭隘了。

但是，值得注意的是，东方的能量瑜伽体系有一条共通的策略，那就是通过上部和下部身体中心的相互作用将普拉纳带进中央“通道”。因此，就像道教中，光的循环在下丹田（位于盆骨中）和黄庭（两眉之间）进行，在藏传佛教拙火瑜伽中，腹部的火是由额头部滴下的甘露点燃的，而这个甘露，也在上升的火焰中融化。

不管后面的道路是什么，有些内在能力觉醒了的人，会来到“须弥山顶”，在其上发生的是，头顶区域的深度放松，同时有一种内在融化的感觉，普通的心智在未分化但是充满喜悦的广阔中消融了。

虽然是一个新的开端，但是这个结合的体验在发生的时候是一个结束，因为没有任何东西比它还令人印象深刻了。在《旧约》中对灵性进化的象征性描述中，这是西奈山——在打雷的山顶上与神接触的时刻。就像闪电发生在打雷之前一样，在“大爆炸”刚开始时，昆达里尼最纯净、最精微的表现也许可以等同于藏传佛教对死后旅程的描述，带着清楚的光的中阴。在那之后，个体的心理发展似乎是沿着一个下降的阶梯，因为内在的振动现象启动了进入身体的缓慢下降。

启示和恩典的阶段——“启蒙阶段”——随后将会是几年“在沙漠中”，似乎是一种贫瘠——就像教义学家安萨里通过寓言描述的，一个人需要跨过的七座山谷一样。

第一个山谷他称为知识谷，之后的山谷一个比一个糟糕，直到最后一个。第二个是忏悔谷。第三个是绊脚石之谷（诱人的世界，有诱惑力的人——老敌人撒旦，还有无节制的自我）。第四个是苦难之谷，在这里必须依靠上帝，在受苦时充满耐心，欣然听从他的仪式，才能得到保护。第五个是雷鸣谷，其中他发现仪式很无聊，祷告是机械的，他感觉恐惧，并且理解了人类职责的历史。现在，他带着一颗轻松的心继续前行，但是突然发现自己掉进了无底谷，在那里他深入了解他行为的本质，他发现看起来的善良不过是出于虚荣。但是，他在这里发现了真诚天使，后者带着他去了赞美诗谷——在那里，看不见的神圣慈悲之手为他打开了爱之园的大门。

那么，不管灵性高潮的体验显得多么像是终点，它只是标志着另外一个阶段的开始，这个阶段将是一个更高层次的灵性生活的主题。如果相对于早先的“怀孕”，“出生”对它而言是一个恰当的词语的话，那么它仍然具有灵性受胎的性质，因为这个高峰体验随后将会是，越来越多的整合进入一个人的心智和生活的更深层次。

然而，就像一颗种子死亡，树才能长成一样，这一灵性体验的后效将会是逐渐地减少，当前的灵性扩张阶段之后会是一个灵性收缩的阶段。

根据最古老的神话，苏美尔的伊南娜抓了一个人类的牧羊人做她的丈夫，然后杀死了他，不过最后他又复活了。这也是在身体的生命之树顶端获得了神性结合的人身上会发生的事情。

就像俄赛里斯[1]，他在当了荣耀一时，并创造了文化的国王之后，开始了一场死亡之旅——在这个过程中，他被人思念和哀悼，因此对个体的旅行者来说，在海洋般的消融和扩张的幻觉阶段之后，还有一个“贫乏”的时期，在此期间，灵性体验逐渐消退，但是这个在“死亡阴影”山谷中的行走，同时也是一场孵化。

当然，耶稣的神话，是巴比伦-埃及重生神话的一个重复。就像那些中世纪的人清楚知道的，个体中的内在基督出生后，在人类形态变化以复活终结之前，必然紧跟着激情和死亡。

启蒙阶段本身还有次阶段，因此阿塔尔在他的书《群鸟的集会》中谈到了，追寻之谷后面紧跟着的是爱之谷，然后是理解之谷，之后依次是出离之谷和联合之谷，之后追求者来到了收缩阶段本身：困惑之谷，剥夺和死亡之谷，在此之后才是它们所追求的目标。

虽然一些拉比可能会对这样一项对比感觉不舒服（就像犹太学者会断言，犹太教不承认“灵魂的暗夜”），所有这些都和莲花生大士在《西藏度亡经》[2]中所描述的内在旅程相一致。这一描述可以被当成，在内在层面，一生中所经历的死后旅程，根据它的描述，“空性的清晰的光”或者法身的终极体验后面紧接着的是报身的幻想状态，最后通过一个转世过程完成“金刚身”——其中无执的智慧被带到身体的连续区域上，并在精微的灵性感知和具身的存在（化身）之间完成整合。

在这之前，根据《西藏度亡经》，个体经历了六道轮回，同时他的

1 古埃及地狱的冥神和鬼判。——译者注

2 藏语Bardo Todol，英语*The Tibetan Book of the Dead*。——译者注

意识从天道转换到阿修罗道，然后到饿鬼道，其中充满了灵性饥渴但却是贫瘠的。下一个是地狱道，其中那个人经历了绝望，还有心智和生命的崩溃，然后是畜生道，最后才是人道，此时他做好了“转世”的准备。转世，对一个“在死亡之前已经去世”的人来说，当然是“转世重生”，在漫长的中阴漫游之后的回归。

藏传佛教中体现了这一体验的《西藏度亡经》的教义，是通过中阴的向下发展进入重生，这一点和普拉纳通过瑜伽脉轮向下发展类似，后者的最后一个阶段是尾椎区域的打开。在这个阶段，修习者唤起并臣服于愤怒的佛的示现，视觉化为普巴金刚——他身体的下半部分有一个向下的法器匕首，表明破除自我，并在能量系统完全打开的人身上，引起普拉纳向下流动，一直到脚趾头尖。

到此，我结束对昆达里尼的描述性论述——一开始是在昆达里尼现象的层面，然后是作为一种昆达里尼过程。但是我已经完全回答了一开始的那个问题，关于什么是传奇性的昆达里尼夏克提。当然，一种描述性的回答，不能解答“蛇力”的本质问题。

一种回答的方式可以说是，我们“内在的蛇”正是我们更加古老的（爬行动物类的）大脑 - 心智。但是，同样可以说，当清除了业力的干扰之后我们中枢神经系统的整合，古老的本能心智的觉醒和整合，将会带来全部的、三重的大脑 - 心智的觉醒和统一——这三重大脑 - 心智包括新皮质、爬行动物脑，以及从哺乳类祖先那里继承得来的情绪脑（边缘系统）。

似乎（主要是通过中脑的网状激活系统）我们的爬行动物脑不仅影响我们的觉醒，而且控制内在的一致性——自我调节——而我们“被逐出伊甸园”（就像凯斯特勒在20世纪60年代所说的）引起了我们的爬行动物脑和新皮质之间的割裂。相反地，一旦我们的爬行动物脑开始对我们其他的大脑和心智产生影响，我们就会从它本能的调节的智慧中受益，因为它会给我们整个的身体-心智系统带来秩序和健康。

将“本能”看成性与攻击性的竞技场，将会错失本能功能的最重要的含义，而它正是有机体的智慧——生命各个水平基本的自我调节功能。因为对低等动物本能的研究，让心理学家不再像弗洛伊德所处的时代那样频繁地用到这个术语，“有机体自我调节”的观念，和我们这个控制论的时代更加契合，在当代对心理治疗的讨论中逐渐变得突出。可以将它看成一个更加宽泛的观念的简略表达，这个观念不仅涉及自我调节，还涉及创造力和内稳态，因此，更加确定地说，是具有适应性和创造性的自我调节。我们可以将有机体自我调节想象成当我们的整个有机体控制有机体的时候，我们整个身-心系统的运作机制。

相比于完满人性的状态——精神已经通过允许全方位接近的内部透明性而变得统一，普通的人类状态可以描述为，部分试图通过伪装成整体来控制整体——因为它将自己和我们的心理-身体整体隔离开来。

那么，我想要说的是，昆达里尼无非就是从最初的自我孤岛状态到完整状态，是所有智慧教导的目标。然而，这一转变并不仅仅是一个心理事件，而且是一个身体的转变，涉及精微的身体机能以及身体的渐进转化。

现在，让我们把注意力转到这一转变的本质上来。我们有必要问：构成精微身体的精微能量通道是什么？当我们感觉“能量”在流动的时候，是什么东西在我们的身体里流动？

我宁可用“能量”（加了双引号）这个词，也不愿意用新的广泛流传的词“生物能”——这个词是新赖希派引入的，因为我将这个表达看成隐喻性质的。我清楚地意识到，有些人可能会按照字面意思来理解这个隐喻，我不会去阻止他们，因为从字面意思上去理解隐喻是从某些教义获益的最好方式：当我们是灵性象征的超然观察者的时候，我们没法让它起作用，因此从唤起情感的角度来说，诗意和现象学的语言是最为恰当的。然而，从最严格的科学角度来说，我们也许可以这样考虑："能量"是某个我们投射到世界中的东西，因为在这个世界里我们只能观察到质量和速度。但是"能量"，在数学上是质量和加速度之间的一个比例系数，让我们以为它是一个单独存在的实体，因为它和我们的感觉相符合，就像我们有意志或者意图，那么在自然界也有一种力量和意志是发生的事情的作用者。如果在物理学和宇宙论层面已经有一些关于能量的初始性（与行为、动作或者变化相比）的疑问，当把这个观念用在感知到的"身体流"上就更加可疑了。

那么，流动的是什么呢?

传统的答案除了"生物能"和"灵性能"，还有"光"和"金丹"或者甘露，在性质上类似于精液或者血液。我们也许可以加上"电流"，甚至根据体验的性质对各种各样的"能量"或者"物质"做出区分，使人联想到空气、火、水，或者胚胎形成过程中身体组织的内在转变。

在给出一个从当前的解剖学和生理学得出来的科学答案之前，让我们更深入地思考一下普拉纳现象，它不仅被感知为流动，而且沿着之前已经建立好的极其复杂的通道和轨道系统前进，这些系统也许可以被称为流动之树。

如果看成一个整体，这个普拉纳通道系统也许可以被描述为一个像蛋一样的茧，比头顶和脚底的范围要稍微大一点，并且有一个围绕着中心轴的结构。这棵树有一个双侧的结构，有着对立的品质，因此左边和右边并不是完全对称的。

虽然普拉纳（气）在经脉的流动像一个茧，但是整个茧似乎与腹部有着特殊的联系，就像胎儿在母亲子宫里通过脐带与母亲相连一样。但是不仅在肠系膜区域，而且在垂直轴的其他区域，似乎也有自发集中的“能量节点”“中心”和“圆圈”，因此垂直流动发生在一个类似于竹竿的结构中。从每一个“能量中心”或者“脉轮”，蛇行的过程似乎最为明显地流向一个相关的区域，因此，就像当意识可以聚焦在感觉到的腹部深处（伴随着腰椎区域的深层肌肉的放松），肠系膜区域似乎就可以放松一样，会阴区域（与尾骨相连）、骨盆（与骶骨区域相连）、背部区域（以心脏为中心）、颈部（相关的区域包括脖子和面下部）每一个都可以被激活，还有面上部，后者是一个独特的整体，似乎是被前额“神经巧妙支配”的，最后，头盖骨区域本身，在体验上是围绕着头顶在旋转。

不同体系的区别在于脉轮的位置不同，还有对构成训练主要焦点的脉轮的选择的不同。但是毫无疑问，在目前所有这些列举出来的体系中，存在着相当大的区别，在现代由威廉·赖希独立地再发现，并在当今被新赖希派和生物能执业者们认可的系统也很不同。在西藏传统中，特别强调了膝盖、脚（因此就有开悟者的“莲花足”）和手掌心。尽管可以对茧、书或者竹子的意象进行总体的“精细解剖”，但是在持续转换的振动知觉方面，通常都有一两个区域更加被意识关注。

虽然不同体系在颜色、咒语元素和神灵这些属性方面各不相同，但是可以说总体上，所有这些都是用来支持身体专注的，相反地，特定脉轮的激活，会唤起特定领域的体验、心理过程和灵性特质。

“能量瑜伽”身体体验的特征——不管是什么系统——是“脉轮打开”的体验，所有的努力都是围绕着这一点进行的，没有什么东西比开花的意象更能够传达这种打开的体验了。

就像一个不断拓宽的同心圆，一圈圈不断打开。可以这么说，这令我们想起玫瑰的很多花瓣。随着深层竖脊肌的放松，一种身体的充盈从中心发生，并向外围扩展，因此在流向身体表面之前，在中心有一种融化，或者熔融的感觉。

似乎脉轮的打开，就像一座喷泉，充盈之后，就会溢出，因此一个脉轮会激活就近的其他脉轮。在整个普拉纳树的激活中，有两个特别的中心是经典的切入点：前额中心（上丹田）和腹的中心（下丹田）。但是，每一个脉轮都是进入能量系统的切入点，也是一个明确的神经分布区域，这个区域可以获得深层次的放松，还有放松所带来的“激活”。但是，在普拉纳在这个最精微的中心（在心脏区域）停下来之前，必须发生一个既涉及向上又涉及向下的漫长旅程。

灵性之旅的向上阶段包括起步阶段的炼路[1]，还有以萨哈斯拉为顶点的对应于昆达里尼向上进程的早期幻觉阶段；相反地，“灵魂的暗夜”还有更加高级的密宗阶段对应于能量的下行，直到最终到达四肢并充满所有的经脉。

就像室利·阿罗频多所说的：

> 当获得了平静之后，这一从上面而来的更高级或者神圣的力量可以下降并在我们身上起作用。通常它首先下行到头部，并解放内

1 天主教灵修学将灵修过程分三个阶段，亦名“灵修三路”：炼路（Via Purgativa）、明路（Via Illuminativa）、合路（Via Unitiva）。炼路是进入灵修的第一级，内修生活的起步点。——译者注

在的心智中心，然后进入心脏区域……然后进入肚脐和其他重要的中心……然后进入骶区还有下面的区域……它既是一种完善也是一种解放；它一个接着一个地占据整个本性，并处理它，拒绝必须被拒绝的东西，臣服于必须被臣服的东西，创造必须被创造的。它在本性中整合、调和并建立了一个新的节奏。

萨特普雷姆，就阿罗频多的“整体瑜珈”做了报告，描述了这一过程更加高级的阶段：

然后，我们碰到了真正的问题。在这个身体净化的过程中，追求者发现了另外一个相当残酷的真相：他的所有瑜伽力量都崩塌了。他已经征服了疾病，征服了身体的功能，甚至征服了重力，他能够吞下毒药而不会痛苦；简而言之，他是一家之主，因为他的意识是主人。但是突然从他决心转化身体的那一天开始，他的所有力量消失了。他就像一个初学者一样生病了，器官退化，所有一切的运作都不正常了。似乎身体必须忘记它过去错误的、逐渐衰退的功能，以便根据一种新的模式学习所有的一切。并且死亡会出来捣乱。在这两个功能之间，旧的和新的必须通过真正的振动取代象征性的器官，区分生命和死亡之间的界限通常是很窄的——也许为了真正的胜利，一个人甚至必须能够跨过这个界限，然后回来。

就像阿罗频多，采用了《吠陀经》的词汇，将这个过程视为阿格尼——灵性之火——的杰作，他的门徒采用了印度密宗的词汇，谈到了“下行的力量”，这是有用的，因为身体的解放（还有随之而来的灵性化）——在漫长的寻找之后突然爆发的“昆达里尼觉醒”——是从头到脚的。然而，在这个“下行的力量”和“身体的解放”或者普拉纳直接感知到的流动之间，存在一个几乎所有人都会混淆的概念，后者被看成在一个非物质的以太身体中的“精微能量”。我在这一点上的个人观点是，不管昆达里尼体验的核心有多么的神圣和具有灵性，普拉纳和脉轮都是身体上的，而“能量流”的感觉（比如赖希派的治疗中的流），并不真的是一种流，尽管它们在主观体验上确定无疑是这样的。但是，我并不相信“能量流”会引起任何“精微能量”——或者任何流！此外，我并不相信普拉纳现象所处的地方是一个与解剖学家所了解的不同的、看不见的或者“精微的身体”。对那些习惯将“生物能”和恩典相等同的人来说，这也许听起来有些亵渎神明，我理解身体里的“能量舞蹈”是一个不断转化的肌紧张舞蹈，这些舞蹈是在自我消融的情境下在我们的肌肉系统中发生的，并且我相信，精微的经络是个体自我觉察到他的身体里的肌肉纤维或者肌肉束。

如果只有一阵肌肉紧张，怎么会感觉像是有流动呢?

可以通过一个物体掉进水里，形成同心水波的现象来进行解释。看起来有一个由中心向周边的运动，但是在任何时刻，在水面往外前进的水波中的任何一个点上，只有上下运动。是一个个点的上下运动的结构创造了离心效应，和广告牌上面经过编程的很多灯闪烁的模式，或者电脑屏幕上的点差不多，让人产生画面上有文字在动的印象，或者像电影胶片是由一帧一帧连贯的图像形成的流畅动画一样。

那么，我所提出的普拉纳理论，基本现象是局部的振动，和最大振动强度的向下或者向上的转换（根据我们身体的分节结构），类似于似动现象，就像电影胶卷中连续的图像形成了似动现象。根据解剖学，我们感觉到的流动是神经冲动的协同迸发，它遵循着之前已经建立好的模式

（根据我们神经和肌肉系统的结构）。

也许比语言更加清晰的是一条鱼在水里游动的意象：就像我们看到沿着身体轴有一个前后轴的运动结构，因此刺激的迸发似乎是在鼻子尖开始，在尾巴尖结束的，当我们完全放下，让位于我们身体的自发活动的时候，我们也会看到“能量”“光”或者“恩典”的下注，并且一个自发的刺激波似乎沿着身体在移动，而这个刺激波是对完全放下的情境的一种预先设定但又总是不可预料。这并不是说恩典不是这个体验的一部分，在这个体验中，普拉纳或者“生物能”变得明显起来。我的观点是，尽管有些体验有灵性的一面，甚至有时候有神秘的一面（比如神通或者超能力），和它们一起发生的普拉纳或者脉轮的激活是身体的现象，更确切地说，是神经肌肉的现象。因此，普拉纳现象，在我看来，和附体恍惚中的语言和行为表现并没有本质上的不同；所有这些都是解放现象——当“我们”不再控制的时候自然会发生的事情。虽然确切来说，它并不是一种在身体或者心智里流动的灵性能量，但是一种灵性状态是它们发生的条件；一种灵性的场域是心理或者身体运动的背景。

我是在什么基础上构建这样一个“昆达里尼理论”的呢?

我必须承认，只是我的自我观察，但至少我可以说，我是在 27 年密集的苦行僧生活之后才说的这些话。

但是我甚至都不能把这种观点称作“我的”理论，甚至不能称其为“我的”假设，因为我只是发展了莫舍·费登奎斯的观点，而我一开始的时候是不赞同他这个观点的。

让我简短地说一下，20 多年前，在用拙火瑜伽的准备练习密集修行之后，我开始感觉我的上颚有一种嗡嗡声，而在一段时间之后，它变成了我头盖骨底部骨头噼啪响的声音。这是能够被其他人听到的声音，甚至有一次在冥想闭关中，一位女士问我，我能否把我的手表摘下来，因为它让她分心。

我就我的骨头噼啪响的声音咨询莫舍·费登奎斯（在他第一次访问伯克利的时候），问他这是什么情况——并且我已经含蓄地指出了他听我讲完之后给我的答案“一种肌紧张现象”，就像赖希派的“流”的例子一样。

从那之后，随着振动焦点的下移，能够听得见的噼啪声停止了，同时内部的滴答的感觉大大增加了——很像海滩上的水的极小偏移会增加，直到它们变成巨大的海浪，或者在分娩中，不断增加的宫缩的例子一样。

因此，我已经在很多场合观察到，在我感觉到“能量身体”上这个打开和浮现的通道，是如何对应于我的解剖结构——主观感觉生动地转化成了一些模式——虽然这些模式与那些能够被我们的眼睛看到的拓扑变换并不完全一样，但是非常类似。

经络的打开从上面开始，然后往下到达脚底、手掌心，并且似乎到了牙尖，有时候会引起一种身体意象，其中蛇和狮子或者老虎的属性叠加在了一起。

顺便说一句，除了通过观察振动现象的肌肉区域来确认之外，我还注意到，感觉像在不同阶段持续变幻的能量流模式，是如何唤起许多动物意象的，并且不仅仅是那些传统上与脉轮相关联的动物。

虽然蛇，传达了简单的爬行动物意识的古老灵性，是唯一既可以唤起任何形式的能量流，也可以唤起由本能智慧引导的生活的精微之处的动物形象，但是不同的动物似乎在我们自身内在动物的展开中会唤起不同的品质。

一个动物的品质与灵性发展的高级阶段的结合，与一般意义上的虔诚中的这些二元对立相抵触，但是它肯定是为图腾文化所知的。我们在巴比伦和埃及宗教的残留中可以遇到它，其中通过动物的形象来代表神圣的存在，并且在印度传统中也有表达，不同的神有不同的动物作为坐骑或者同伴（就像揭路荼之于毗湿奴，或者老鹰之于宙斯和阿波罗），是作为身体在转化的过程中的自然体验的替代性描述。

猛禽，比如鹰、秃鹫和隼，与蛇和虎一样，都是巫师的盟友，而鹰作为蛇的敌人的神话主题，不应该掩盖这一事实，那就是它们是一个完全相同的存在早期和晚期阶段的象征。虽然在密宗旅程的一开始，使人联想到蛇的垂直能量流，更加显著，之后在个体的发展中，精微身体的横向扩张越来越被觉知到，而早期的身体体验似乎变成了一个更加复杂的结构的一部分，这个结构令人想起鸟，有着翅膀和爪子。大鹏金翅鸟迦楼罗吃蛇，就像在古老的墨西哥，有一个爪子上抓着一条蛇的图形，它们都主要是关于转化的描述，并且，就像蛇是引导的开端的一个恰当象征一样，猛禽令人想起结束——不仅因为它与天堂的关联，而且它在描述能量流的特征上也是合适的，其中翅膀代表着肩胛肌肉的深度放松，并且不仅是爪子，而且鸟喙也有象征作用，因为普拉纳会朝着鼻子区域精微通道中的“破壳点”进行扩展。

虽然蛇、鹰和猫科动物是某些宗教中最典型的动物，但除了蛇之外，龙是解放了的有机体的隐藏力量的最典型代表。蛇、鱼、老虎和鸟的一种合成物，龙（就像凤凰和斯芬克斯），是由人类的心智创造出来，作为明确涉及“昆达里尼”领域的一种象征。

根据西藏关于*zalung*和*tigle*的教义，我知道我还没有完成内在炼金术的全部，但是我的个人体验的另外一个特征，与道教关于有一些时期气会穿透骨头的观察相一致。我认为我也可以对此加以解释，只是，就像我并不相信脉轮和经络位于一个以太身体里面一样，我也不相信前科学的传统中关于气穿透骨髓的主张。不如说，我很清楚，不断增加的对骨头的觉知，可以通过深层肌肉层的“觉醒”和肌肉伸进骨膜来进行解释。

在我20多岁，第一次成为一个秘传教派的一员时，有人告诉我，在我们的灵性冒险中，我们的矛首先刺穿龙的皮，然后是它的肉，最后是它的骨。在很长一段时间里，我只将它理解为一种暗示，表明理智的理解深入到情绪的理解，最后穿透身心，但是现在它对我来说似乎是，随着身体过程的深入，会产生一种对身体骨骼的觉知，通过这一觉知，我们有可能精确觉知到我们的骨骼，例如骨盆的形状，或者颈椎的侧面投影。

就像在某些宗教中，人体骨骼不仅是死亡的象征，而且是已经深入“骨髓”的觉知的象征，我在羽蛇神——给古代墨西哥带来文明的长了羽毛的蛇——的神话中看到了同样的双重指涉。根据他的传说，这个最早的国王和祭司，跳进火山里将他自己献祭，并且（以名为索洛托的狗的形象）不仅下降到了地狱，而且必须从死神那里获得祖先的骨头，之后他才能生下太阳，然后成为金星。图3-2表现了正在生出太阳的索洛托，也许是这里的讨论的一个恰当结尾，因为我还没有产生过这种体验，我只能指出这个形象和博尔吉亚手抄本的西藏教义中的一致性——最后，随着普拉纳在心脏的集中，最为精微并且永恒的觉知也会一同产生。

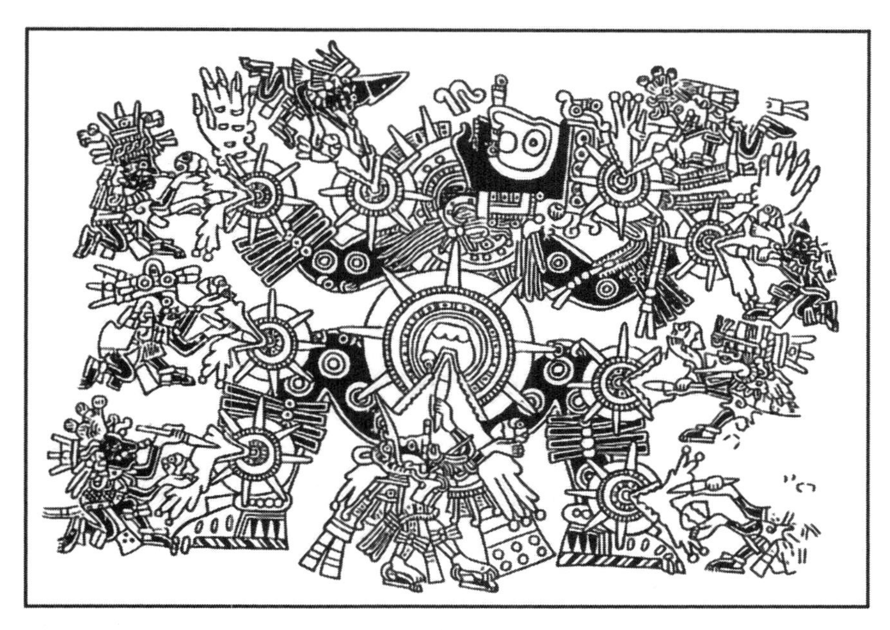

图3-2

第四章
冥想和心理治疗的交会处

一、现代和古代对神经症的看法

当艾伦 · 瓦茨的书《东方和西方的心理治疗》在 1961 年出现的时候，他评论道“如果我们深入考查佛教和道教，吠檀多和瑜伽的生活方式的话，我们在西方是找不到这样一些哲学或者宗教的。我们所找到的最为接近的是心理治疗”。相反地，雅各布 · 尼德曼在《新宗教》中用这种宽泛的表达方式来涵盖“新时代”典型的心理治疗进展。

确实，某些陈述或者行为最好是指定为“治疗性的”或者“精神性的”，然而不可否认的是，精神活动和治疗活动两者关注的都是自体——同样以消除人类自我的遮蔽为终极目标，以便充分发挥人的潜能。

这里，我所使用的“自我”一词并不是它在自我心理学中的含义，而是作为在流行和超个人语言中经常使用的含义，在这些语言中，它通常会被看作自体或者存在的对立面。这个条件反射性地持续制造痛苦的系统有各种名称：“神经症”“轮回”“有罪”“堕落”或者“意识退化”。

在我们的身体 / 精神之内，可以区分出两个系统：整体系统，以及一个通过意识隔离宣称它的独立性的次级系统。后者——称之为自我，神经症性自体，或者任何你想要的名称——是一种精神寄生虫，占用我们的生命能量并且限制我们潜能的表达。

灵性传统指出“无明”，是意识退化的核心，并且将无明看作心智的晦暗和混乱，使得心智无法维持灵性的意识。心理治疗感兴趣的不是心智真知能力的丧失，而是在一个更加世俗层面的意识的丧失或者扭曲上来处理意识退化：明显的事实在此时此地的觉知，其中包括感知、情绪和思维，以及对我们在生活中正在做的事情的觉知。然而两种传统只是在不同的层面上处理意识问题，并且都将意识的丧失作为受苦的一个主要因素。

心智的功能失调状况的另外一个主要原因是对愿望满足的过度渴望或者过度依赖。佛教称之为贪爱，通常被翻译为渴求，或者有时候简单地称为“欲望”。

除了对精微或者冥想心智的遮蔽和自我表达和自我理解的干扰，我们还可以说神经症还处在动力缺乏的掌控之下。有人可能争论说，治疗师使用“力比多”这个术语的时候通常说的就是动力缺乏，而我倾向于将我们过度渴望的、激情的、有罪的，或者病态的力比多与丰富的厄洛斯区分开。厄洛斯[1]（生命力或者本能）是丰富的，而力比多——厄洛斯的退化形式，是反本能的，并且构成了容纳本能的紧身衣所需要的材料。

过度渴望相当于精神分析语言中所说的口欲，一般情况下可以说，我们固着在一个口欲的态度上，这一态度在我们生命中的最早期是健康

1　厄洛斯（古希腊语：Ἔρως，英语：*Eros*），最早的来源称他是参与世界创造的一位原始神，赫西俄德认为：他是世界之初创造万物的基本动力，是一切爱欲和情欲的象征。——译者注

的，而现在已经成了退化的不成熟和痛苦的来源。

心理治疗的贡献之一就在于阐明了口欲固着如何成了对生命早期的挫折的一种应激反应。根据弗洛伊德、亚伯拉罕等人的理论，成年人的口欲贪婪是过去口欲冲动的受挫造成的。更具体地说，过度渴望被认为是反映婴儿期对母亲乳房的渴望的受挫。但是对口欲接纳的深刻见解并没有阻止现代心理治疗中的享乐主义偏见，我认为这是传统上对禁欲的强调造成的。

在最广义的概念上谈及欲望，就是要同时谈到欲望和反欲望；也就是说，欲望和反感。在无明状态，人会同时受到欲望和反感的奴役，也可以换一种措辞说，我们不仅是过度口欲接受的，而且也固着于一种过度受挫和愤怒的“口欲攻击”态度：就好像在婴儿期吸吮反应之后的撕咬反应太过于顽固，转变成了我们现在对于他人、我们自己，甚至天堂的态度；就好像在我们目前的恨意里，我们试图通过过度主动的接触来报复我们最初的爱的受挫，精神分析称之为“食人冲动”。

佛教谈到无明状态下的三个核心因素（即“三毒”）：贪、嗔、痴。反过来，这也可以换一种措辞，说在神经症的核心，在活跃的潜意识领域内，存在着欲望和反感（“爱”和恨）的相互作用。这个潜意识是低劣的意识，抓住微不足道的满足感，宁可保持现状（因为要避免更大的不满足感）。

在承认心智退化不仅是一个认知和情绪过程这一点上，现代心理学的观点和古代传统的观点是一致的。这种堕落是“业力的”，在某种程度上是可遗传的。心智的世界，和自然的世界一样，按照严格的因果关系运行着，在各种事件的因果链中，过去的影响力冲击着当下。

传统的灵性强调早期和被遗忘的人生经历的业力。相反地，心理治疗的传统强调早期环境中同样被遗忘的或者无意识的冲击对发展中的儿童的影响。我想知道，传统上被认为是未知的前世经历的东西，在多大程度上可能与同样未知的、被遗忘的童年时期早期记忆相对应，儿童的心灵就是在这个时期与父母心智的关系背景之下形成的。

当然，心理治疗与传统的认识大体类似的地方在于，有一个从这里到那里的进程：一个疗愈的过程。从条件作用的角度来说，神经症的治愈需要对身体的一定程度的超越（或者一个相对的自由）：过去的死亡。从情感的角度来说，这个方法可以看作从贪婪和需求，到爱的转变——比如，也就是从匮乏到充沛的动力。然而，心理治疗和智慧传统一样，强调追求意识：身体、情感和认知觉察的恢复，合在一起达到体验的能力的恢复。我猜想，当今有一些治疗师对这个观点持开放态度：疗愈的过程在精微认知中达到顶点，精微认知让灵性意识（灵知或者智慧）变成可能。

所有传统的创立者都知道的死亡和重生的古老秘密，现今有了新发现，因为越来越清楚的一点是，最成功的治疗包含一个自我死亡过程（通过洞见带来），让健康生活不断扩展成为可能。

古老传统和心理治疗意见一致的另外一个方面是，在个人发展中给予帮助的关系的关键作用。我们今天称之为治疗的关系，在各种传统中都是老师或者牧师角色的一部分，虽然师生互动只是通过口耳相传的方式发生的，极少有文献的记载。扎尔曼·沙克特贡献了一本哈西德传统中关于这个主题的书，通过阅读类似于伊德里斯·夏的《东方思想家》这种书籍，有可能形成关于苏菲派大师们如何处理众所周知的人类怪癖的一些概念。

有了这些考虑作为背景，我现在转向通过这一章的标题宣告的更加具体的主题：冥想和心理治疗的联系。

当然，冥想已经成了超个人心理学最重要的方法，并且冥想实践者经常寻求心理治疗的帮助，至少是在他们发展的某个阶段——但是冥想和心理治疗在哪里，哪些方面，或者是如何相遇的呢？要明白冥想和心理治疗的关系，意味着要理解什么过程是两者共通的。延伸开来，它要我们做的是提供一个冥想和心理治疗的综合或者统一理论。

我将通过把我在思考冥想的时候浮现出来的观念应用在心理治疗上面来做这项探索，因为反过来做的话得不到什么启发：按照心理治疗中涉及的过程来考察冥想的话，我们很快就能发现，心理治疗中更为独特的方面本质上是人际关系的。

因此，冥想涉及意识的练习，而对此时此地的觉察自然而然地会导向洞见——既有世俗的，也有形而上的。虽然没有人能够替别人觉察，但是一个人的自我觉察和他对别人的直觉仍然可能结合起来，形成一种帮助别人发展他的觉察和洞见的能力。自我觉察和自我认知，都是一个人内在发展的功能，似乎天生具有一定的感染性，这是治疗性团体中起作用的因素之一，更加让人惊奇的是，特别智慧的人，只用很少的言语，就可以成为使他人获得领悟的一面镜子，就好像只用在场就可以一样。

这一点对个人发展出对自己健康的爱也同样适用——没有自爱，慈悲就是伪善的，真正的道路也是不可能的。不管是从传统灵性练习中发展出来的对自己和他人的爱，还是从心理领悟中获得的帮助，与一位有爱心的人建立关系总是有帮助的，有时候是走出“原地打转”的唯一办法。正如一个幸运的人，在母亲的爱的保护伞之下，学着接受和珍惜自己，一个内心充满怨恨的人，在成年生活中，可以通过与一位真正慈爱的向导建立关系来获得拯救。

我将要论证，心理治疗的一个重要方面就是恢复自发性，而这里，另外一个人的存在，相比于孤立一人，也会在人身上引发更大程度的臣服。为了超越他目前的局限，一个人不仅需要获得安抚和关心，与此同时，与一个有内在自由的人接触，通过微妙的模仿，也能受到感染。

在助人关系中，除了“他者的魔力”，还有一个因素就是专门的助人技术，它们共同构成了专业的方法和策略。此外，在疗愈关系中，在治疗师或者向导这一边还有一个创造性和灵感的因素，这一点，就像人际感染的因素一样，无法被简化为我在对冥想进行理论化的时候已经详细描述过的那些观点。

那么，在这个前提条件之下，我将使用一些术语，它们与在冥想讨论中使用的术语类似，转而考虑在心理治疗中可以被理解的东西。

我总是强烈地感觉到，心理治疗的内容一直都比它自己宣称的要多。真正的心理治疗显然是一种艺术，它的作用比它的实践者脑海中明确知道的东西要多。就像生活也许包含着我们的理论，但是不会被这些理论穷尽，我认为，心理治疗，远远超出了心理治疗师的理论。根据现有的情况，似乎最为恰当的做法是依照转化路径的思路探究，心理治疗是什么。这些观念似乎和实践是一致的，并且几个世纪以来已经证明了它们的效力。

二、从冥想的六要素看心理治疗

1. 正念与创造性想象

在我根据之前提出的模型对心理治疗进行考量之际，我要先处理注意力的问题。我们已经知道了，冥想涉及注意力——不仅仅是当我们注意此时此地的思想内容的时候（比如在内观中）是这样，而且在我们把注意力集中在可以唤起终极现实和神圣性的象征、颜色、形状或者观念的地方时也是如此。

很清楚，心理治疗在正念 / 神的旨意这个维度是更靠近哪一端的。在心理治疗的历史中，它逐渐意识到觉察的疗愈潜力。虽然弗洛伊德学派的洞察主要涉及对过去的完整觉察，以及对来访者在人际关系中所作所为的觉察，但是它的兴趣逐渐转向了对治疗（移情）关系的觉察上来，并且转而考虑非言语觉察的关联性。随之而来的，还发展（首先在格式塔疗法中，然后被普遍接受）出了对于觉察本身的疗愈功效的重视，超出了觉察的具体内容之外。作为语言疗法的补充，躯体疗法的流行和生物反馈的引入，都反映了帮助他人在情感上成长的那些人对于觉察的重视；可以说，不把感知放在此时此地的话，很容易去幻想，而不会承认来访者真实的情感体验。

虽然正念和神的旨意在说明冥想体验方面都很重要，但是在心理治疗领域并不是这样。在心理治疗领域，意识的重要性得到了越来越多的认可，然而并没有给予神的旨意在治疗中的应用相匹配的共识。尽管有超个人的趋势和心理治疗的灵性化，但是在我们世俗的治疗传统中，灵性体验不管是作为治疗因素还是作为治疗演变的一个方面，都被低估了。

当父权制的教堂被指责压制神秘主义的时候，现代社会的虔诚就衰退了；虽然超越了独裁主义，但是在倒洗澡水的时候把婴儿（比如，神的旨意）也一起倒掉了。

不仅宗教体验对疗愈来说很重要；宗教观念也可以带来不同，并且不应该看作与自我认识或者行为矫正不相容。一个人把自己看成寻求减轻痛苦和他人的帮助的人，或者将他的痛苦理解成因为蒙昧和与现实远离，和他把自己看成走在朝向一个神圣的目标的旅途中，这两者是不同的。

当然，基督教的理解受到了太多污染，以至于我们现在需要将旧酒装进新桶里，如果我们要在心理治疗中寻找神的旨意，我们会找到它，比如在荣格派疗法中；因为在原型的观念之下，可以说荣格在科学的外衣之下，将宗教走私到了西方。

曾经有一位年长的拉比建议将人的头脑装满神，作为最终体验神性的准备，类似地，我们可以说，将一个人的头脑装满希腊诸神的故事或者炼金术的象征（在解释梦的场合），同样有助于达成由这些东西象征着的终极体验。但是，荣格派的方式通常太过于超然和理智，因此它将神圣性带入治疗过程的能力远不及传统的灵性背景。同样的话也适用于精神综合法或者其他带有原型意象的疗法：虽然从本质上说，原型是神圣化了的象征或者神圣的象征物，但正是在它们的概念“精神的集体无意识的组成部分”中，暗含了世俗化与科学之间的距离。将神的旨意带入心理治疗，首先必然意味着将神圣性带入一个人的生活和发展道路，其次对一个有信仰的人来说，没有比为“记住”神而付出的努力更好的了。这不仅可以与其他的治疗努力相结合，而且在任何情境中，个人的神性都会让他拥有比之前更开阔的视野。

虽然传统上对神的旨意的贡献作为心理治疗的补充是完全可以兼容的，但是它们与我们这个世俗世界的理智氛围确实不太和谐。如果有信仰的支持，很容易在我们的心智中生起神的旨意，但是在我们这个越来越物质主义的当代文化之中，很难维持信仰。也许我们有必要采取一些藏传佛教修行者的态度，他们对神的非凡力量知道得非常清楚，但是仍然承认它们是心智的创造。但是这里的“创造”是与想象完全不同的东西，因为想象只是起到人类心智的潜能的一个支持作用——科尔班在论述伊本·阿拉比的时候，将这种潜能称为“创造性想象力”。

伊德里斯·沙赫用“构建性概念”这一术语来表示看待事物的方式，这种方式的正确性不在于早期的状态而在于它们被接纳之后的结果。因此，在穆什基尔·古沙的教学故事中，一个樵夫被告知闭上眼睛，然后爬上他前面的几级台阶。他独自一人站在森林中，并且清楚地知道并没有那样的台阶；然而随着他往上爬，台阶逐级升高，他发现自己处在一个完全不同的地方——一个他从那里回来之后变得很丰富的地方。因此，它在我们的心中：当我们假定某件事情是属实的，这将会在我们的体验和事件的开展中制造出差别。这也是神谕的精髓所在，当我们把它们当成真理的时候，它们就会对我的生活产生影响。

但是除了单纯的信仰（以及对超越了任何特定形式或者信念的神圣化的真实性的思考）之外，我认为现今通往神的旨意最有力量的资源也许是——正如在某些宗教仪式中一样——音乐，更确切地说，是专门用来操练虔诚的音乐，这将在第七章中更进一步解释。

2. 心理治疗中的自发性和心智训练

我现在转向考虑我称之为冥想和心智的止 / 观维度和心理治疗的相关性。

很明显，从一开始心理治疗就用到了这个连续体中的一端，因为冲动释放问题在其中比精神控制要明显得多。

从弗洛伊德开始，谈到心理治疗或多或少就相当于谈论“谈话疗法”，也就是，由言语交流作为媒介的疗愈过程；而且，这种沟通疗法的要旨从一开始就是，努力放开条件性的和社会性的限制。随着这个学科的成熟，它逐渐意识到自己是一条“真诚之路”。

有意思的是，我们会注意到，现代世界中发展心理治疗的最初动力来自麦斯麦，因为弗洛伊德最初的兴趣在催眠上。然而，麦斯麦的治疗法不只是催眠性的恍惚，因为这些是通过一个臣服于治愈力量的邀请而发生的。不管有多麻烦，这样一种臣服起到了让一个人的自我疗愈潜能生效的作用。正是从催眠里自发的意念流动中，弗洛伊德衍生出了自由联想的技术——它自己就是自发性原则的一个隐晦表达——构成了精神分析发展的背景。

弗洛伊德之后，对自发性的培养可以说在两个方面得到了推进。莫雷诺将精神综合法描述为一种刻意培养自发性的方法，而赖希把弗洛伊德对本能的完全解放的信念和对性解放的强调更进了一步。之后有了格式塔和其他的存在主义疗法，以及随之而来的更为激进的治疗理念，认为治疗是通过真诚和愿意臣服于内在过程，相信它们的内在智慧，而不是试图去控制它们来实现的。

那么，从一个很重要的观点来说，心理治疗可以被认为是在外界帮助下，通过屈服于“有机体的”自我调节，从自我的障碍中得到解放，然后，好像可以说，在心理治疗的历史中，它通过解放他们的自发性而治愈了很多来访者。

虽然在冥想领域，很显然，学习放下和学习发展一种有纪律的和专注的平静都是杰出的灵性实践，但是在治疗领域，酒神元素远比阿波罗元素突出。虽然“内心的平静”是广泛认同的心理健康的目标，但是在它的表述中几乎没有任何可以与培养专注力所涉及的“精神控制”相提并论的东西。除了知道放松作为压力的矫正方法之外，在我们这个现代世俗主义和后维达利亚本能解放的时代，冲动控制和神的旨意的观念作为心理疗法的一部分好像已经被完全抛诸脑后。

因为现代西方社会发现了追求幸福的权利和自由，所以它已经——并不是没有原因——鄙视有道德的传教士。尼采——在现代世界中酒神精神最大的宣扬者，反对宣扬“道德”的传教士，宣称他们是伪装着的鼓吹舒适的人。然而，不幸的是，随着传教士地位的下降，“道德”本身被污名化了，它好像被怀疑为仅仅是独裁主义的操纵工具。然而，这又是一个因噎废食的例子，因为“道德”——也就是，在人际关系中与自我的斗争——已被最伟大的先贤所支持，并且被认为是通往觉悟的道路的一个有效途径。道德实践是近代的预防性心理治疗，而现今的心理治疗可能被比作“懒人获得德性的途径”：一种“没有真正付出努力”的改进关系和选择策略的方法。这并不是说不需要付出任何努力（除了金钱本身之外），而是现在明确追求的主要是洞察力，并且洞察力是为了减轻痛苦——而行为上的改变则被期望能随自我理解自发地发生。

的确，洞察力产生了疗愈（而“美德”是因为洞察到我们神经质需求的破坏性而产生的自我的某种自我消解），我认为心理治疗的享乐主义偏见导致了对自我控制作为健康和疗愈过程的一个方面的理解不足。尽管心理治疗有折中和整合的方面，但是它没能整合它的阿波罗和酒神方式、价值观和视角。

虽然灵性传统强调在自我改造的过程中，通过个人的努力获得正确的行动和智慧寻求治愈，但是在一个不相信古老宗教的启示的消费社会中，心理治疗强调通过给指导者和教练支付费用所获得的帮助，而很容易被“医疗模式”鼓吹的精神惰性，如果没有对超越自我作为治疗任务的一个方面的恰当理解，很可能变成一个陷阱。但是，对自我中心的表现的有意克制是认知行为疗法，以及短期焦点家庭治疗的一个暗含面向，并且我认为它在治疗师的处方中会变得越来越重要。

小结：现在，一个明智的整合疗法应该既承认向享乐原则臣服的价值，也承认自我挫败的苦行的价值；因为自我（或者业力身份）在严苛的自我约束中磨灭，正如它在冥想的苦行中磨灭一样。

3. 爱与无执

最后，我要转向冥想和心智的情感维度，关于这一点，一眼就可以看出来，就像精神病理学涉及觉察的丧失和自发性的丧失，它涉及爱的能力的丧失。

爱不仅仅影响人际关系的质量，而且影响工作的动力——因为工作一直都是一种对自己或者他人的爱的行动——并且，因为精神分析将健康视为生殖力比多，所以心理治疗主要是把爱包含在治疗的目的之中。的确，弗洛伊德经常被引用，因为他把精神分析定义为恢复爱和工作能力的手段。在他之后，尤其是埃里希·弗洛姆关于生产性的人的观念强调了爱自己和爱别人的能力。

然而，不管是弗洛伊德派的本能理论还是行为主义的学习理论都不适合讨论爱（除了某些杰作之外），并且在心理学的论述中，一般都会回避使用“爱”这个词，因为心理学的科学抱负，使它倾向于与主观的东西保持距离，避开科学发展前的东西，宁可将这类东西说成是“积极情绪增强”和“升华的情欲冲动”。

即使在心理治疗的实践领域，恢复健康意味着一个人重获爱的能力本应该是显而易见的，但是这个问题近来被对攻击性愈合的关注掩盖了。确实，在超越神经症中必然会出现的幼稚的矛盾情绪之前，人们需要知道和接受他们的愤怒，但是我认为，如果心理治疗的理论和实践表明，其与觉察和自发性密不可分，爱也是健康和治愈的一个方面的话，一个人就能从心理治疗中获益良多。

然而，通过帮助人们变得不那么充满仇恨，心理治疗极大地加强了灵性传统以前能够提供的东西。心理动力学领域的专家以及他们的来访者，对爱如何区别于恨、爱是如何战胜恶的，以及这些又是如何从早年的创伤发展过来的有充分的认识。

洞见可以很好地帮助消解早年面对痛苦时所采用的心理防御模式，但是这并不一定是佛陀在他的箭和火的隐喻中所表达的意思。（他指出，当你受伤了，你不会问谁射的箭或者为什么要射，而是努力把箭拔出来。当着火的时候也是，你不会浪费时间调查谁放的火。）

冥想是这样做的：它追求在此时此地，用一个中立的词语表述就是，允许某种“脱离过去的掌控”，从而消除压力。相对来说，心理治疗往前进了一步，去面对阴魂不散想要在此刻现形的过去，就像一个需要得到安抚的鬼魂。它认为有些东西需要得到处理，并且可以说，它的专长就是对过去的一个迟来的消化——不管是隐晦地还是明显地假定，在这个过程中需要学习某些东西。那么，治疗过程中的“消化”不是通过一些有意的放下发生的，而是通过心理学理解的内在消化液。

霍夫曼的疗法为这个讨论提供了特别有趣的内容，不仅是因为它定位于爱，而且它还做出了一些策略方面的贡献（以及它强大的治疗效果），我在《父权制的终结》这本书中专门抽了一章介绍它。

爱丽丝·米勒讨论了为什么原谅父母是精神分析起作用的内在需求，以及为什么理解一个人的生活史及其父母的困境，可以看作慈悲和原谅的前期准备工作。有时候，当一个人已经取得了足够的治疗进展的时候，它就会自发产生，但并一定总是这样。在考虑原谅一个人的父母方面，我认为霍夫曼的疗法对促进一个人恢复爱的能力上做出了重大贡献。

爱存在于以下几个基本类别之中：自爱，对他人的爱，以及对崇高事物的爱（至高无上的生命、真理、人类原型、大自然或者超越的主题，等等）。对他人的爱起始于对父母的爱；而自爱意味着像母亲一样对待我们自己，关心我们的健康和幸福，并且因我们的快乐而感到愉快。

我猜测，大部分当代精神分析师将上帝看成通往对他人的爱（“客体爱”这个称呼就很说明问题）的一个“过渡客体”（就像一只泰迪熊）。然而，我认为爱完美的神比爱不完美的人类要容易得多，并且我认为，在信仰中的爱的练习向爱人类的过渡，可以类比于冥想中自我悬搁的练习向出世时无私行为的过渡。好像爱需要得到练习，即使是我们对我们自己和这个世界太过于愤怒，以至于无法爱任何特定的存在，而信仰（这是爱的源头），构成了练习爱本身的一种方法。

如果在这一点上我是对的，那么治疗师就应该增进他们的来访者的信仰表达，而不是片面地将它解释成对世界的逃避，而担心它会成为潜在的干扰或者竞争。

当然，对神的爱的练习是不能与通过沉思或者视觉化练习专注于神分开的，而且在这种情况下，治疗师足以了解这个问题在治疗上的相关性，然后向他们的来访者推荐合适的专家和资源。

虽然我会在第七章多讲一点，但是我只想说，音乐对我们很重要主要是因为，虽然并没有明确的知识，但是它可以用各种微妙的方式激发我们超个人的爱。当通过感同身受地聆听、歌唱或者演奏，听音乐成为一种有意识的爱的练习的时候，可以让人不断从中受益，并且也许会让聆听音乐和情感生活都变得丰富起来。

当然，自爱也是爱的表达方式之一，或许我们可以说，当爱存在的时候，它会平等地照耀在自己和他人身上。在赖希之后，将本能从社会制约和社会角色的限制中解放出来这一理念，已经成了现代心理治疗的一个普遍特征，而我们可以将这一解放的背景重新放在另一个框架之下——从自我排斥和自我憎恨转换到自我接纳和自爱上。

在灵性训练领域，对无执的培养和对信仰的培养一样突出，而苦行和慈悲一样突出。但是在心理治疗领域，再一次地，爱的问题明显很突出，但是无执相对来说被忽略了。

然而，不仅在冥想中自我可以在苦行中磨灭，而且摆在一个人面前的生活本身，就为人提供了一个机会，可以在其中努力放下自我。这是一个必要的努力，要求苦行来挫败自我中心，为了重新学习的目的而抵抗住神经症性需求的诱惑。

葛吉夫，一位直面自我的大师，将“功课”称为“有意识的受苦”，还有皮尔斯——他和葛吉夫类似，都是直面者和觉醒者——敏锐地觉察到应该对痛苦敞开心扉，同时应该找到面对它的健康态度。那个时候，他看待和感受专业治疗师的“友善”的方式，和雷斯尼克的话“心灵鸡汤是毒药”相互呼应，后面这句话成了格式塔广为人知的口号。

阿尔·安萨里写道，“对有病的人来说，甜的尝起来也是苦的”。这句话可以翻译成，对健康自我来说是快乐的东西，对自我来说可能是挫折。在这个意义上说，一种有享乐主义偏见的疗法可能不会起作用。确实，真相可以让我们免于受苦，但是真相往往来之不易。在前往天堂的路上，就算不下地狱，也免不了要先去炼狱走一遭。在这样的一趟旅行中，无执是应该优先选择的工具，但贪图舒适，因为恐惧而采取自我防卫都将会是障碍。

1982 年，格罗夫博士在孟买举办的国际超个人协会会议上做了开幕致辞，紧接着，在一次圆桌会议上，当时的超个人协会主席弗朗西丝·沃恩博士问我，我对“健康的灵性发展”有什么看法。我认为这是一个典型的美国人会问的问题，相当于要求一种消过毒的“舒舒服服躺在家里经历死亡和复活”。我对此做出了回答，大意是，与总体的人本主义心理学一样，超个人运动也有享乐主义偏见这一特征，这可以从热情追求狂喜，而不愿意处理心理动力学探究所带来的痛苦中反映出来。一种对痛苦不够开放的灵性很容易变成对生活的逃避，生活中必然会有辛苦的劳作、自我克制，过去的创伤阴魂不散，还有面对当前的不完美所带来的挫败感。

意识的发展并不是登天之梯，就像知识分子描述的那样而是循环的，一根螺旋线比一根直线更能代表这样一个波动的过程，其中既有上升也有下降。心理治疗就像一场远征，来访者需要成为英雄，愿意为了远征的目标而经受痛苦。成长的天命（最终成长为我们的意识和潜能所能达到的最圆满的境界）是我们的本性中不可分割的一部分，过于注重舒适或者过于执着于自我意象，都不利于达到最好的结果。

因为现在很多人——包括治疗师——倾向于将苦行看成折磨自己的病态表现，所以有必要强调，苦行和道德约束在人类历史上的许多阶段都是备受尊重的修行方式，并且有必要提出，行为矫正和九型人格视角下的认知心理学的结合将会大有可为。

当我开始对冥想进行理论化的时候，我构思在爱和无执之间存在着互补性，但是在根据九型发展我的思路的过程中，我认为用“慈悲”和“苦行”这两个词更恰当。慈悲是即使痛苦也要坚持，苦行是为了超越喜爱/厌恶，即不回避痛苦也不追求快乐。

虽然我不会详细阐述从无执的角度看，心理治疗是什么样子的，但我想至少说一下，为什么在当代最著名的酒神式人物，同时也是最有力量的治疗师——弗里茨·皮尔斯的工作中，无执会显得尤为突出。

一个因为一些童年的痛苦而哭泣的人，几乎不需要语言传达我们也知道，他需要别人带给他一种更加健康的面对痛苦回忆的态度。皮尔斯的凝视，就像葛吉夫的一样，一般来说与菩提达摩的形象更为相关：一种既有穿透力又不卷入其中的凝视，对于很多人来说，似乎在面对神经症性问题的孩子气的时候，传达了一种“那又怎样”的态度。“那又怎样？你要一直抓住那一点不放吗？你想要一直对着打翻的牛奶哭泣吗？”

我经常谈到对皮尔斯的超然的传播所带来的巨大财富，这种超然是一种不卷入“人间游戏”的能力。结合了创造性的中立和支持，我最开始将它称为“那又怎样主义”。

因为我将成长与蜕变看作密不可分的，并且我不认为没有超然也能有蜕变，当然，我相信根据对无执的有意识考量来让心理治疗变得更为丰富是可取的，在这一章之后的两章——“人际情境下的冥想”和“在冥想的背景下通过自由联想获得自我认识：一个治疗性和教育性的提议”——我举了我自己对这个领域所做的贡献的例子。

4.形而上学洞察的治疗相关性

讨论九型图内三角所标识出来的冥想面向，相当于讨论不再适合称为冥想的深层冥想领悟，因为它揭示了预先已存在的状态——一种潜在或者埋藏的意识。也许有些人称之为存在的真理，有些人称之为空性的真理，或者我们的真实身份：我们意识的本来面目。

问开悟对心理治疗有什么帮助似乎有点荒谬，因为似乎这个问题应该反过来问。心理治疗对开悟提供帮助的方式，是我在讲到觉察的重建、自发性和爱的时候已经谈过了的，但是还没有谈到“开悟了的世界观”会在这个过程中有什么帮助。

在明确地叙述我们看待事情的方式确实会影响我们的进步之后，我要马上澄清，我并不是想推荐治疗师争取成为灵性哲学的老师。因为智慧本身就足以让人去追求了，而不是为了什么职业上的成就，并且我认为，我们相信我们的理解会自然地帮助别人，而且我们可以给别人推荐相关的书籍和专家，这就够了。

不管它们的传统语言是什么，所有的智慧传统传播的其实都是同一个版本。然而，有必要记住，有些人称为“自我的真理”，以及其他人所称的“无我的真理”或者“明心见性”构成了“形而上学的”（宇宙哲学的-人类学的 - 灵性的）洞见，不仅启发了冥想，也带有超越所有以自我为中心问题的潜力，而以自我为中心的问题，毕竟是（智慧传统都会同意）灵性遮蔽的后果或者并发症。

在目前的发展阶段，现今的心理治疗没有提供任何关于如何转化方面的指导，因此我认为，当代的心理专家有必要重视这些心理理解的潜力，以及在不同文化中智慧教学的有用性。

三、心理治疗与昆达里尼过程

我已经提出的“昆达里尼”的概念——通过悬置自我达到的有机体功能加速运行的一种模式——相当于对健康的定义。昆达里尼生命力在神秘的七万二千经脉中全然展开，正是开悟在身体层面的表现，它里面当然就包含了心理健康。如果这个身体的转化过程，是在放松状态下对身体细微的自发性的逐步解放，那么它一定是心理治疗的一部分——因为治疗的目标也是获得情绪，还有更加普遍意义上的心智的自发性。

如果像我讨论的一样，心理治疗强调对自发性的培养，那么自然而然地，它想要促进的自发性，可以说，能够被“提升”到“昆达里尼水平”。换句话说，心理治疗理所应当带来昆达里尼觉醒——在心理 - 灵性的转化过程中，身体开始经历“能量解放”，而据我们所知，似乎构成了灵性成长中多少有点隐秘的一面——反过来，昆达里尼觉醒又会带来另外的灵性和心理现象。

在讲述昆达里尼的普拉纳成分极为明显的例子的时候，我并不想将主题局限于自发运动或者普拉纳现象变得明显的例子，因为心理治疗在将一个人从他的自我中解放的过程中，进入这个充满波折的领域的方式，可能会采取一些其他的形式，其中昆达里尼现象的其他方面更加明显——比如通灵或者幻想。我主要是想强调这一事实，那就是成功的心理治疗，不管是什么流派，可能会到一个点上，就像在灵性生活中一样，得到充分净化的个体获得了重生，进入生活的另外一个层面，“伟大的女神”自己成了疗愈者和向导。

在特异疗法领域，我发现有一种疗法特别有助于昆达里尼觉醒，而它不是从洞见疗法中出现的，而是从一种将舞蹈应用于心理治疗的领域出现的，它就是由玛丽·惠特豪斯所创立，现在主要由珍妮特·阿德勒传授的“真实动作”。你可以把它看成减去鲜明宗教背景的拉提汉，而珍妮特·阿德勒的书可以被恰当地描述为她自己的昆达里尼是如何成熟的故事的一个片段。

我已经提到了，格式塔疗法是如何作为我自己的昆达里尼觉醒的背景的。我现在加一句，作为一个使用格式塔疗法的心理治疗师，我也见证过昆达里尼觉醒。

在本章的下面部分，我将给出一个1968年或1969年我在伊萨兰学院做的一个案例的逐字稿，那个时候，虽然我是一位开拓者，但我也是一个初学者。这不是我唯一一次在心理工作中触发普拉纳流的顶端或者底端。尽管这次治疗的时间很短，不足以引发来访者身体或者情绪生活的完全解放，但是很明显的是，在重新拥有他的梦的内容的过程中，他的身体流畅运行的感觉，还有他腹部的火，都在他身上启动了。

弗朗茨：我做了一个梦，我本来想自己把它搞清楚的，但是我不知道我是不是真的搞清楚了。这是一个非常令人不安的梦。我有一个5岁的小女儿，我如此爱她……以至于我们俩就像一个人。我叫她“小甜心”。然后，呃，我做了一个梦，在梦里面，呃，她被吊在一个横杆上，就像这些横杠一样。然后她，居然她还活着，但是她，她的头有点歪，就像这样。她看着我，好像在说，呃，“好吧，爸比，我不喜欢这样，但是如果你真的想这样做的话，没关系”。然后，呃……那里有一把屠夫用的切肉刀，我握着它的后段——它的背面——然后我拿起它，往下一推，把她的头砍下来了。然后，我醒了，浑身都非常疼。你知道的。我浑身疼。这就是梦的结局。

纳兰霍：你可以想象你自己处在你女儿的位置，就像在梦里面你看到的她的样子，然后向我们分享在她那个位置的感受吗？说出在梦里面她没有说，但是可能心里想的话。

弗朗茨：嗯，从她的表情上看，就像这样［他表演出来］，说着，“你知道，爸比，我不是真的喜欢这样，但是……”

纳兰霍：现在你就是她。继续说。

弗朗茨： 好的，爸比，我不是真的喜欢这样，但是呃，我会听你的，如果这是你想要的话……就像她很害怕，但是她很勇敢。“我很害怕，但是我很勇敢，因为我也很喜欢你，我会做任何你想让我做的事情。”

纳兰霍： 现在继续这个谈话。在梦里面是单向的，但是现在假设你在继续做梦，回应她。她刚刚告诉你，你真的想要……

弗朗茨： 我现在是我自己了。[暂停了20秒钟]

纳兰霍： 你现在有什么感觉?

弗朗茨： 非常困惑。

纳兰霍： 试试你能不能通过描述它，来触及你的感受。

弗朗茨： [停了很久。闭着眼睛站着，头低垂。开始把左手往前抬] 我的胳膊里面有什么东西。感觉我的胳膊像一个杠杆。现在困惑不见了。它就像一个机械杠杆……就像那里有某个隐藏的力量但是我不知道它是什么。

纳兰霍： 也许你现在可以告诉她这些，你忍不住做你做的事情；你的胳膊像一个杠杆，等等。

弗朗茨： 甜心，我的胳膊就像一个杠杆，它是自己在动。我，我控制不了它。

纳兰霍： 当时有什么感觉?

弗朗茨： 就像有东西直接就出来了，它想要继续前进，我必须打断它……[最后一句话的声音里有紧张感]

纳兰霍： 和它待在一起。让这个感受继续发展，或者表达它，用动作或者语言，或者别的。

弗朗茨： 有个东西正在拉我。它是，有，[挣扎] 那里有个东西。我手上

也有……［挣扎］噢！［做动作］我感到有东西在拉我。［往回拉，有大约10秒钟的言语上的挣扎］

纳兰霍： 除了绳子之外，有任何其他意象吗？

弗朗茨： 嗯，有别的东西但是它很模糊，我不知道它是什么。就好像绳子断掉了，变成了某种灰白色的云，或者其他什么东西，然后就消失了。

纳兰霍： 这听起来很熟悉，和你这周一直在说的东西；你的灰色的人……好的，虽然它是模糊的，想象你是这个在拉你的东西——绳子或者在绳子后面拉着的任何东西。弗朗茨，试着和它融为一体，你在拉弗朗茨，让他做那个动作。

弗朗茨： ［停顿］这真让我困惑因为……我在让他做那个动作。

纳兰霍： 你让他做什么？

弗朗茨： 这，这让我困惑。我是，我，我现在无法想象——我是控制弗朗茨的人。你知道；我让他做动作；就像我把他困在那里了，我在拉他……

纳兰霍： 让他按照你的想法行动有什么感觉？

弗朗茨： 但是我并不想让他那样做。我并不想让他那样行动，并且我也不想拉他。事实是，我只是在拉，绳子刚好牵在他的手上。嗯。它不管用……我的手感觉就像大头棒。它们感觉不再像是手。它们像是头上打着结的大头棒。我甚至感觉不到绳子了……

纳兰霍： 现在让你的手说话。想象你的手能够说出它们的感受。

弗朗茨： 双手都很硬。它们呃，它们就像一根木棍头上的石头，它们非常坚硬。并且呃，可是里面有一点生命；石头里面有些东西在移动，就像有个虫子或者什么东西在到处爬。

纳兰霍：让那个里面的生命说话。你现在是石头里面到处爬的生命。

弗朗茨：[沉默]里面有，里面像是有，里面有一个泵。里面有一个泵在泵什么东西。它是一个波浪，某种波浪。

纳兰霍：“我是一个泵。”

弗朗茨：泵。它就像这样一圈一圈地转，像这样在石头里面不断涌动。[演示身体的一个圆周运动，从他的后面起来，从前面下去]

纳兰霍：感受那个泵的涌动。继续与它认同……它想要什么?

弗朗茨：我脑袋里面进去了一根管子。你知道吗?我头顶上进来一根管子，从后面出来一根，我在参与某个东西的循环。我浑身疼。这个泵，里面有很大的压力。里面有很多零件，就要破了。就像，呃，再有一丁点压力，这个泵就要破裂了。泵里面有很大的压力。

纳兰霍：你是那个泵，继续说话。“再多压力的话，我将会破裂。”和泵成为一体。

弗朗茨：我，我有一些零件，有点像是侧面。我里面有很大的压力，我感觉如果压力再大一点，侧面将会破裂。

纳兰霍：重复说几次这句话，但是感觉弗朗茨在说这句话。

弗朗茨：我是弗朗茨，我里面有很多东西，从我的脑袋流到我的臀部。就像有东西从我的脑袋到我的臀部。好像有东西从我的臀部出来。脑袋里面有泵，从我的臀部出来。我感觉如果压力再大一点，我就会碎掉。

纳兰霍：重复最后一句话。

弗朗茨：我感觉如果我里面压力再大一点，我就会碎掉……

我感觉如果我里面压力再大一点，我就会碎掉。

我感觉就要碎掉了。它是［费力地呼吸］……，如果我［大口喘气］我里面压力再大一点我就会碎掉。

纳兰霍： 你可以想象你和你女儿说这句话吗？试一下，看这句话有什么含义。

弗朗茨： 噢。噢甜心。如果我里面压力再大一点我就会碎掉。噢，有东西正在碎掉。我里面有什么东西正在碎掉。有东西在碎掉。

纳兰霍： 和她多说一些。

弗朗茨： ［仍然在喘气，疲惫和紧张］就好像我的脊椎从中间断开了，我里面有什么东西，是绿色的，有点弯弯曲曲的。哦，哦，我的脊椎！

纳兰霍： 顺从它，让你自己破碎。

弗朗茨： 噢。我的脑袋也在碎掉。［紧张］我脑袋里面的压力……我的脊椎……我不敢放手。哦，我的后背疼。

纳兰霍： 你能多放手一点吗？

弗朗茨： 噢。［叹气和挣扎］……噢，哦，现在我胃疼。噢，我头疼。

纳兰霍： 现在尽可能地放手，让想要出来的东西出来，即使你感觉你不能再破碎了。

弗朗茨： 唉呀，［身体和声音都还在挣扎］我的臀部想要破碎。噢，哦，我的脚要破碎。哦，噢。噢……噢……噢。我想要让它破碎但是它不碎。有东西把它握住了。有东西不让它破碎。我的脚上包了一个麻布袋，像一个板子或者一双皮靴……噢！哦，噢。

纳兰霍： 现在压力更大了吗？

弗朗茨： 哦，它又在让我的后背破碎！哦，我的胳膊僵住了。噢。噢。

纳兰霍： 你现在还能感觉里面的绿色的东西吗？

弗朗茨：[一开始在耳语] 它现在就是，一团很小的绿色的云。

纳兰霍：把你的注意力放在上面一会。

弗朗茨：[非常轻柔] 我害怕。我僵住了。我不能动。我的后背疼，我的胳膊僵住了。我头疼。那个铁箍又绑在我头上了。我头上有一个铁箍。

纳兰霍：好的，现在试试看你能不能展开，变成那个铁箍。成为那个困住你的东西。感觉你自己是限制你的精神枷锁，让你受伤。

弗朗茨：我又开始泵了。我浑身都在跳动。[这些仍然几乎听不见] 我的手指头又在跳动。我的泵又回到了我的身体里。我又有点不对头了。我正在泵。我认为铁箍是一个泵。它在我的脑袋里面泵东西。

纳兰霍：似乎你是绑住你的铁箍，挤压弗朗茨，比你是被挤压的受害者的时候，要舒服一点。

弗朗茨：是的。舒服一点。我的背很疼。只有我的手，只有我的手在泵或者跳动。它们一直在跳动。它们在脉动。

纳兰霍：好的，试试看你能不能在你里面的两个方面之间进行对话；被困住的弗朗茨，僵住的人，还有泵或者铁箍，随便你。看看它们相互之间会说些什么。你可以从困住的弗朗茨开始，对铁箍说话。

弗朗茨：我僵住了，我不能动。但是，你在通过我泵东西，然后我在脉动。我的整个身体都在颤动。就像，像呃，所有的东西都在脉动……噢。我的眼睛都在有规律地跳动。

纳兰霍：你对通过你泵出去的东西有任何感觉吗，这个心理的部分？

弗朗茨：[仍然说话声音很轻，疲惫，喘气] 它就像，就像一个身上有各种闪烁的灯的机器人。就像一个霓虹灯，一直闪烁。

纳兰霍：你是那个身上有灯的机器人吗？

弗朗茨：我感觉像一个里面有霓虹灯的机器人，这些灯都在闪烁。

纳兰霍：好的，让我们更进一步探索这个主题。这从第一个场景中就出现了：在你的梦里，你做一个动作，你感觉你的手在做某个你并不想做的动作，某个东西通过你在做某些事情。你现在在被泵。你似乎总是将自己体验为，不是动作的主体，而是被动的那个东西。那么，让我们拿出这句话“我感觉像一个机器人”。我想让你回到我们中间来，回到小组中来，对其他人重复几次这句话。告诉我们中的一些人“我感觉像一个机器人”，然后观察你说这句话的时候的感觉。或者，也许一开始你可以不对任何人，或者对所有人说这句话。重复说“我感觉像一个机器人”，看看会出现什么感觉；这个感觉和什么相关。

弗朗茨：我感觉像一个机器人……［仍然用几乎听不见的声音说］……里面有很多活动……我感觉像，像一个机器人。［眼睛半闭着，好像在注意倾听他自己］里面有大量的活动……我感觉像一个机器人……我不喜欢像一个机器人的感觉……我宁愿四处走动。不喜欢僵硬的感觉。［在暂停的时候四处走动］我不喜欢像一个机器人的感觉。［叹气］我宁愿四处走动，我宁愿是灵活的。［仍然像是在移动］嗯。那个泵又在里面运转；让我头晕眼花。

纳兰霍：你可以让这个泵对你的动作产生什么影响？你可以让……

弗朗茨：什么？

纳兰霍：你可以让那个泵做什么事情——引导你——让那个泵带着你移动，而不是被你限制住。

弗朗茨： 我猜大部分零件都在我的脑袋里。铁箍不见了。不在那里了。不在那里了。它在［移动，像是在耳语，所以基本上听不见］我感觉非常不协调。它就是一个，它也是热的。它也非常热。它就像这样通过我的身体，我感觉我要摔倒了。

纳兰霍： 让那个泵继续……

弗朗茨： 它四处转啊转。

纳兰霍： ……越来越多。

弗朗茨： 它像这样运转；通过我在这里转圈。像这样通过我。［用动作表现出来］［耳语］然后我的胃着火了。我的胃也很热。［叹息］……

纳兰霍： 它在增加吗？

弗朗茨： ［挣扎］噢，是的。哦。哦。

纳兰霍： 然后继续。

弗朗茨： ［耳语］哦，这个火很大。哦它是，哦，哦。

纳兰霍： 看看你能不能继续做同样的事情，让内在的动作继续，但是你这样做的同时跺跺脚。继续移动。

弗朗茨： ［声音非常小］我的胃感觉好沉，就像这样。里面有铅块或者什么很沉的东西。现在铁箍回来了——头上又有铁箍了。

纳兰霍： 你能感觉那个能量想干什么吗；它想去哪儿？

弗朗茨： 铁箍好像想让我的大脑不爆炸。它包住它。

纳兰霍： 让它爆炸。我认为你是安全的。

弗朗茨： 铁箍包得更紧了。现在它来了。我整个脸变成了一个铁面具。我害怕。

纳兰霍： 和那个能量站在一边。想象那个能量可以和铁箍说话。看看你能不能感受到，那个能量想和铁箍说什么。

弗朗茨：铁箍，我不喜欢你像这样包住我。你在限制我……

纳兰霍：当你说这句话的时候，把那个能量的力量加在你的声音里。

弗朗茨：我看到了很多紫色的光。所有地方都闪着紫色的光……紫色的光……光……

纳兰霍：试着和那个能量融合，就像你在那里面［听不清］……

弗朗茨：……我的身体现在不对劲。我的胳膊不能动了。

纳兰霍：好的，看我们能不能充当你的铁箍。如果我们支持住你，这样你就可以把我们冲洗出来，你感觉怎么样？我想在你头部围一个小铁圈，你可以用所有能量对抗我们。我们会成为你的铁箍。［走动］用你所有的能量冲出去。

弗朗茨：［挣扎和叫喊了差不多20秒钟，然后平静下来，重复了很多次“哦”，喘气，偶尔加进来一句“哦上帝”。这持续了大约一分钟，最后“哦上帝”出现得更多了］哦，我现在正在泵。［小组里有人轻声笑］噢。天哪。［还在喘气］我不认为他［或者你］一开始能想到这么多。哦上帝。真糟糕。

第二部分

冥想在心理治疗中的新应用

第五章
人际情境下的冥想

一、开场白

1965 年，在接触了禅宗（通过铃木俊隆）和格式塔疗法（通过弗里茨·皮尔斯）之后，我开始探索人际情境下的冥想。让我这样做的主要推动力，一是我想在打坐之后保持冥想状态，二是我这样做的时候遇到的困难。一开始，我为自己想出了一些和感兴趣的朋友一起进行的练习，后来我在 1967 年智利圣地亚哥举办的课程上和其他人分享这些练习，埃萨伦的宣传手册上将此称为智利的埃萨伦。

后来，我有机会在我所带领的团体中探索这个问题。这些团体是我在埃萨伦期间带领的，时间是 20 世纪 60 年代末期。然后，受迈克尔·墨菲邀请，在埃萨伦的赞助下，我第一次在波莫纳韦斯特巴克农场举办了一个专门阐明“冥想的人际拓展”工作坊。在那之后不久，我在位于伯克利的宁玛研究所第一次系统性地展示了按照我早期的四重模型架构的冥想的人际拓展。

人际情境下的冥想（或者关系中的冥想）在 20 世纪 70 年代早期成了我在伯克利 SAT 研究所课程的一部分，从这里，有人把它引入了印度浦那的奥修静修处，在那里，它成了——就像奥修的一名托钵僧人曾经告诉我的——静修处的“每日灵粮”。我认为这是奥修将我看成影响了他的西方人（其他的人包括葛吉夫和卡尔·罗杰斯）之一的原因——我刚开始读到这一点的时候感到很吃惊。

在教授伯克利的SAT课程大概20年之后，产生了一个同样课程的压缩版（SAT-in-Spain，西班牙SAT），人际情境下的冥想（或者“主体间冥想”）再一次成了一个系统课程的一部分——作为传统冥想和受冥想启发的心理治疗练习之间的桥梁——我将会在第六章和第七章对此加以说明。

虽然我在和团体的工作中，经常将人际情境下的冥想嵌入其中，但是只有一次我专门为它带领了一次活动——1991年，托莱多举办的人类研讨会的一个环节中。下面是那次研讨会的文字记录。

二、人际情境下的冥想示范工作坊

我将会带领你们进行一系列以两个人为一组的冥想；我会让你们移动你们的椅子或者坐垫到任何你可以面对面地和另外一个人坐在一起的地方。

我建议你们好好利用这次难得的机会，我们有这么多人参加这次团体活动，找一个你不认识同时觉得你想要去了解的人。下面的练习包含各种在其他人在场的情况下保持沉默的方式；或者，打个比方，另外一个人在你意识内进行冥想的方式。

作为开场白，我只想说，这个主题让我很感兴趣，并且逐渐成了我的专长之一。我是在20世纪60年代末期，当我在埃萨伦工作的时候开始探索人际情境下的冥想，那个时候，皮尔斯离开去了加拿大，我留在那里成了三个常驻的格式塔治疗师之一。除了带领纯粹的格式塔工作坊，每晚的格式塔环节、早间冥想，还有下午的时候，我们会探索冥想和交流的中间地带，我引入了在冥想状态下与他人在一起的方法，不管是在沉默的主体之间还是言语交流的形式下。在冥想的时候，我们寻找我们自己的中心点，但是以一种极为简化的方式，因此，之后在喧嚣的生活中维持一种稳定的意识就会很困难。

在所有的传统中都有一种将一切都变成冥想的抱负，每一个瞬间都应该是冥想意识，但是这个伟大的抱负是很难实现的。一个人真的需要很多很多年的冥想练习，才能够在人际关系中维持冥想状态。

在日常生活中，在沉默的状态下更加容易维持冥想状态，为此不同的传统都会使用手工艺作为培养内在沉默的机会。因此，在中东地区，人们会编织地毯，做铜制工艺品；在基督教群体中，做木工；在葛吉夫团体中，从做饭到建筑都是自我觉察和自我记忆的时机。在这些情境下，很容易抵抗住被自发的喜爱和厌恶吞没，并将注意力集中在内在的工作上。然而，当我们回到人际关系情境的时候，我们就会被自身的情感限制：我们的恐惧、我们的自恋，等等。

我们总有些需要摆脱的特定弱点，我们或许可以"通过冥想将它消除"，它会在我们接下来的练习过程中变得明显。每一种练习都可以描述为，在让我们自己扎根于平静和清醒的同时，消除自动和过时的自动化反应。这样做或许会令人感觉是某种禁忌，因此你们可能会觉得它好像违背了要完全自然的准则。在我们成长的过程中，外界通过父母或者其他家庭成员之口不断告诉我们："把你的注意力放在这！""关注我！""注意！听我说！"就好像我们被迫从我们自己那里转移注意力，因此我们失去了我们一开始的自发专注力。

我们必须再次获得与我们自己在一起，同时又和其他人在一起的能力。也就是说，我们需要学会如何不强迫性地关注外在世界，同时又能够和我们自己在一起，但是又不会完全强迫性地沉溺于我们自己。因此，这将会逐渐成为我们的主题。有很多做到这一点的方式——和个体冥想的方式一样多，虽然其中一些更加明确相关。我将会邀请你体验传统形式在人际的拓展——也可以说，利用当前独特的人际情境下的情境。看看我们能做到什么程度。

大体上，我打算在短暂的冥想环节和倾听一个或更多人之间切换，与其说是基于我的评论，不如说让每个人都听听其他人，在离开的时候，所收获的不仅仅是他或者她的体验和我的指令，而且是对我们所尝试的体验的可能性有更深的了解。

我想以一种最接近当代心理治疗的冥想方法的人际拓展作为开始，尤其是，我们这个团体的团体成员用得最多的疗法——格式塔疗法。格式塔疗法在某种程度上是对内观的再发现。

内观是一种复杂的正念练习，尤其被佛教和北方苏菲主义所强调；它的本质在于专心于此时此地，这是弗里茨·皮尔斯引入的，而他并没有意识到他是在再发现古代的方法。虽然格式塔疗法在某种程度上是人际内观，但是它缺乏佛教所强调的无执和形而上学洞察方面的目标。还有，在格式塔疗法中，给予沉默的人际“此时此地”的时间很少。我相信在尝试它之后，即使只有 10 分钟，你也会感受到这次体验能带来的密度和精妙之处。

那么，我们现在开始，我想要让你找一个人，一起做一次沉默探索。动起来，移动你的椅子，到房间里空出来的地方，当每个人都就位的时候，我就会再接着说。那些没有椅子的人可以站着，或者坐在地上。

然后，面对着彼此，坐在椅子上的人，不要靠在椅背上。最好是坐在椅子的前沿，因为这将会让你的脊柱保持竖直，坐直的时候你的脊柱会不用费力地自己支撑住自己。

继续，现在闭上你的眼睛，与你的身体建立联系，还有你的呼吸。最好是一开始的时候，保持临在，放松，不要试图做任何特别的事情。

如果可能的话，让你自己放下紧张感；放松脸部，尤其是舌头（当我们思考的时候，舌头一直在动），还有肩膀。让你身体的重量落在位于腹部的重心上，让你自己在腹部安定下来。我们将会用呼吸来协助我们记住这种体验，在每一次呼气的时候提醒我们观察此刻的体验。每呼一口气，我们就问自己——“我有什么感觉”，“这是什么”或者“这里是什么”。

把你的注意力，集中在你的太阳神经丛，位于你的上腹部……感受那里的呼吸，感受每一次呼吸在那一点所带来的起伏……就像那个点上有一根天线，就像那个区域是那个时刻的体验的接收器。然后问你自己，关于此时此地的一个问题，比如“我有什么感觉”或者“我有什么体验”。

有很突出的感受吗？将你当前的状态用一个合适的词进行描述，比如“平和”“生气”“嫉妒”“隐隐约约的不安”“惊慌”或者“兴奋”。

当你睁开你的眼睛的时候，看你的伙伴的太阳神经丛（心窝），而不是他的脸。

现在，睁开你的眼睛，继续留心你的呼吸还有你的体验。争取采用一种公正的观察和镇定的态度；不用试图改变你的体验，只是观察。不管是愉快还是不愉快，不要干涉任何东西。而是保持好奇心，探究事情的真相。

随着你继续观察每一刻的感受，注意这一刻你被眼前的人所激起的体验——即使你只是看着另外一个人身体的一部分，并且不是看着对方的脸——那个部分传达的更多是另外一个人的状态。或许已经有一些感受，一些愉快或者痛苦，吸引或者拒绝，或者两者都有的情绪状态——对方身上你喜欢或者不喜欢的某些东西。允许自己感受它，并且公正地观察它。

很慢很慢地，开始抬起你的目光，看你面前人的脸，允许自己看和感受在那里的任何东西，赞成或者不赞成，喜欢或者不喜欢，感到亲切或者拒绝，感到利他的慈悲或者最为自我中心的感受。尽量继续观察每一次呼吸的“此时此刻”，不要干预，不要失去自由，不要控制你自己的体验，不要自欺欺人，允许自己被其他人看见。

想象另外一个人可以看到你内心的想法，探索在另外一个人的目光注视之下，你可以让你的体验自由到什么程度。你可以在多大程度上允许另外一个人觉察到发生了什么，包括你的想法?

现在，放大你此刻体验中痛苦的部分。即使你感觉很好，这一刻主要是愉快的，也许有那么一丁点儿痛苦，一丁点儿不舒服；也许你被噪声弄得有点烦，也许你的鞋子不舒服，也许你不喜欢你同伴的鼻子，也许最近几天发生的事情还让你有点痛苦，或者也许你能感受到从过去而来的慢性疼痛。

我们的冥想就先到这里，接下来有3分钟的时间告别你的同伴，并分享一些东西。你也许想要继续保持沉默，你也许宁可只用一个手势说再见。但是也许你想说一些发生在你身上的事情，你如何体验彼此，或者问一些问题。我们会把交流限定在3分钟，在我给你们结束交谈的信号之后，我会问一些问题，这样我们就会进入一个团体分享的环节。

刚才感觉怎么样? 发生了什么类型的事情? 谁觉得在打坐期间完成

了某些有价值的工作？大部分人。我非常高兴，很多人都可以改善他们的内在状态。

哪些人在眼睛睁开期间，体验最为深刻或者最为强烈？超过一半的人，也许是整个团体的四分之三。这证实了我已经一遍又一遍观察到的东西：即使将冥想拓展到关系中会有些困难，但是它也会带来非常特别的收获；在某种程度上，这一拓展促进了冥想。就好像你放在了日常的社交态度，他人就变成了一种刺激物。于是，他人不再是一个阻碍，而是一个“感染”源：因为发生了注意力的给予与接受，还有某种“心理渗透”。

谁感受到了一点这种渗透，感染或者沉默的交流？超过一半的人。

有人对这种“心理渗透”感到惊讶或者印象深刻吗？

参与者： 当我睁开眼睛的时候发生的第一件事情是我的状态完全改变了。我感觉不到我的呼吸，当我一个人冥想的时候感受到的心悸不再觉得是我自己的。然后，我觉察到我没有做任何努力。之后，当你说看对方的脸的时候，发生了一个充满情感的瞬间，还有放松的感觉。一种非常强烈的感觉，但是我感到的最强烈的感觉是放松。另外一个人很好，所有的事情都很好，毫不费力。

纳兰霍： 非常好！那是冥想的一个目标，那种毫不费力的状态。也许要花很长时间才能稳定住这样一种成就，因为它通常在很多年的挣扎着不去挣扎之后才会到来。

还有人想分享些什么吗？反映冥想体验的陈述对所有人来说都是一份礼物。

参与者： 我是和与我来自同一个城市的朋友一起做的练习，因此当克劳迪奥说，我们应该让我们自己被其他人看见的时候，我意识到我这样做有困难。如果和陌生人一起做的话会容易得多。我觉得害羞，觉得对方可能会看到我的欲望，而一个陌生人就不会有这样的评判。

纳兰霍：是的，当我们在外地旅行的时候就会这样。旅伴可能会变得很亲密。在大的团体里，有些时候，参与者可以更加容易地将自己投入这个仪式中，因此陌生人可以比那些熟人带来更多认识我们自己的机会，因此在认识的人面前，我们也许会想要隐藏某些东西。

我想要知道：谁清楚地觉察到自己有秘密的想法？你不想其他人看到的想法？谁想要承认在这个体验中有偷偷摸摸的感觉？我看到有很少的人。或者至少是很少的人举手了。

有多少人发现他们能够变得透明？他们原先可能预计自己有想要隐藏的东西，但其实并没有？有时候，你会意识到设置界线是不必要的，一开始的时候似乎想要隐藏一些东西，但是后来发现没有什么是不能分享的。

参与者：它发生在我分享我的体验的时刻……

纳兰霍：是的，这种情况时有发生。也许在沉默的时候有所隐藏，但是很快，反思之后，这种隐藏行为似乎不再重要。

好的，让我们结束这个话题，转到另外一个体验上去，再一次沉浸在共享的沉默中。看一眼全场，重新找一个人一起坐下来。

这次眼睛也是闭上的，在放松的状态下——不仅是身体上的放松，而且是心理上的放松。

放下所有想要刻意做什么事情的想法。

当你在这里时，不管发生了什么，尽量保持在场。

让你自己成为你自己。

在身体放松的同时，让你的心灵也获得更深层次的放松。

因为，我们将会用身体的放松作为背景，来获得心灵的更深层的放松，暂时主要聚焦在你的身体上。

放松你的脸，放松你的肩膀，放松你的舌头——它参与了太多微妙的对话。

你越是能够放下身体的盔甲，你微妙的心理盔甲就会变得越透明。

也要放松我们的手和脚，我们的“末端”——在这种放松里面，我们一定会觉得我们更加是一个整体。

如果不放下不自觉的紧张，我们就不能恰当地感受我们的身体。每个人都知道什么样的紧张需要得到放松，但是通常在呼吸的区域有很多的收缩；横膈膜收缩需要得到放松。腹部肌肉需要得到放松。如果你让腹部放松，在很细微的感觉上，不仅仅是身体层面，找到你的中心就会变得更加容易。

现在，当你睁开你的眼睛的时候，当视觉印象恢复的时候，你要将你的注意力集中在持续这种“无为”的态度上——但是你先不要看对方的脸。开始的时候看你的同伴的肚子。当你睁开你的眼睛的时候，看看你自己能否保持住同样的平静和放松的心理状态。当视觉印象达到你的眼睛的时候，不要让自己受习惯性反应的影响，或者在其他人面前刻意做出的表情。

在你在其他人或者世界面前的时候，你通常都不是放松的，你不再是晚上入睡时候的状态——但是现在，你要接近入睡前副交感神经再生时的平静，不要追求任何东西。就让你的内在精力自由循环，所有的一切都各归各位。让你的心灵根据它的内在智慧和需要重新组织它自己。

我们想要追求一种类似于在我们母亲子宫里的状态——但是开着一扇面向外在世界的窗——一种不需要适应任何东西的状态。

现在，在睁开你的眼睛之前，仍然保持这种退行状态，这种无为或者放松的状态，不仅是身体，还有情绪状态和概念化的思维。一种不需要思考的状态——就像你让自己沉沉睡去，所有的事情明天再去想。今天再没有别的任务了。同时，我们依然注视着面前同伴的腹部。

在这种心理沉默的状态下，将你的目光非常缓慢地抬高到太阳神经丛；然后是心脏，或者是灵性传统通常所说的心——在胸腔的中间。

让你自己在对方面前像是一个傻瓜。在日常生活中，我们总是要显得聪明、有能力，知道如何应对各种场合，当有事情发生的时候如何处理，时刻准备着——一种共享的沉默的体验对我们来说并不熟悉。让你自己“就像一个傻瓜一样”，属于一种极为亲密的领域。

现在，将你的目光抬高到你同伴的喉咙，继续保持脑袋空空的态度，就像一个傻瓜一样。

脑袋空空，但是肚子是充实的，将你腹部的重量放在你的盆骨上，继续不要思考，放松肌肉和心灵。

现在，将你的目光抬高到你同伴的嘴巴；然后再往上，到鼻子。

你也许会注意到，为了保持内在的平静，你需要持续的注意力。

你也许可以用呼吸作为一个提醒。每一次你呼气的时候，你也让你头脑中的所有东西离开。

现在，放松你的视觉焦点，这样你就不再看你同伴脸上的一个点——而是，看整个脸。探索一种全景式的观看方式；你也许注意到，这种观看的方式激起一种特别的内在状态。

它是对无为态度的一种额外支持。当你看的不是某个点，而是像日常那样带着功利心，刻意地去找或做，那么内部就很容易被关闭。让你的注视消散在无限中。你甚至可以想象，你在一个球的中心，看着所有的方向。

再坚持一会，试着让自己在那儿，迷失在空间中，不做任何事情。只用在场，除了在场之外不要有任何的企图。还有，在和他人联结的时候也不要有任何企图。不管怎样，你内在的沉默将会有感染性。

变成什么都不是，是我们可以给对方的宝贵礼物。因此，在一个沉默的关系里，允许自己放空你自己。

注意对方的凝视，同时不要改变你全景式的凝视。当我们在他人面前什么都不做的时候，有些我们没有通过凝视寻求的事情也许会发生。

再一次，我们会和同伴在很短的时间里分享各自的体验。

让我们听听其中的一些报告吧。

参与者1： 这一次和前一次完全不同。有更多的内心安宁，更为强烈，我的感觉也更好。

参与者2： 我能够让自己仅仅存在着。我感觉内部某些东西爆炸并且冲了出来，它们是一些情绪，空气中有了更多的能量。

参与者3： 对我来说，感觉是空无和自由。

参与者4： 它是一种极为平静、崇高的感觉。

参考者5： 对我来说，和别人分享体验是很奇妙的，当她觉得我分心的时候，我敏锐地觉知到所有的细节。

参与者6： 对我来说，它是一种让自己变得无用的体验。

参与者7： 对我来说，它是和呼吸一起发生的，当我看着对方的太阳神经丛的时候，就像是我自己的一样。我喜欢那种我们一起呼吸的感觉。似乎我更加放松了，就像和对方同步，让放松变得更加强烈。

参与者8： 我能更多地感受到嘴巴和鼻子，我觉得自己想要笑。

纳兰霍： 有些时候，当你处在暂时的苦难中的时候，你察觉不到你自己的微笑。那些处在苦难中的人，不管他们离他们的目标有多远，也在微笑。但是也许其他人更能觉察到它。

参与者9： 我以一种不同的方式体验到了微笑，因为我感到我们之间有能量的流动。我以一种流畅的方式给予和接收它，当我闭上眼睛的时候，在分享之前，我清楚地想象出了能量流，就像被一个微笑包围着。

纳兰霍： 我们的分享就到这里。

现在，我想要向你们示范另一种工作方式，它强调同时注意意识的不同领域。我们将培养全景式的注意力，不仅是凝视，而且是更广泛的意义上。

作为开始，找一个同伴，再做一次共享沉默练习。

这次，开始的时候眼睛闭上；后背坐直，但是要放松。在一种不用努力的状态下，倾听你耳朵里的声音。

同时注意你的身体和你的呼吸——但是你的身体要保持放松——倾听隔壁房间传来的歌声。这一次，当你睁开你的眼睛的时候，维持对你的身体和歌声的觉知，同时在视觉上觉知你眼前的人。这里的任务是维持身体、听觉和视觉的连续对照——在一种深度放松的状态下。

让所有的东西自行发生。让声音来来去去。让印象到你的眼前，让它们自然发生，你不用做任何事情。更一般地说，让世界如其所是，由它自己发生。

因为，诵经的声音变得柔和了，全景式地注意所有从环境中来的声音：也许是从远处传来的摩托声；还有歌声中，女人和男人的嗓音；让房间里这里或者那里传来的噪声成为你听到的东西的一部分。不要让你的注意力特意地停留在某个东西上，也不要让听觉或者身体的知觉把你看东西的注意力转移。不要让你面前的人变得模糊，而是努力获得一个清晰的图像——但是不要从你的脚，或者你的呼吸上的知觉上分心。注意力要特别集中在放松你身体的下半部分上——你的双腿。

如果你能够成功地同时觉知视觉、感觉和听觉，也许你现在可以考虑以下问题："谁在看？"……"谁在感觉？"……"谁在倾听？"

将你的注意力转移到你自己的中心上去。努力觉知你自己的觉知。

当你与世界有接触，当你在倾听和注视，你同时在问："谁在感知？"你在寻找一个也许无法用语言表达的答案，但是这个询问带来了某些东西。

这是在邀请你和你心灵的本质核心接触。在下一个沉默时间里，询问什么在中心。

再一次，我们会留一点时间分享和说再见。

我对收获很感兴趣。

参与者1：我有一个非常美好的体验。这是我第一次这样工作。当克劳迪奥说“谁在看”的时候，我第一次感觉到，这是一个没有任何人在的状态。我的同伴也有同样的感受。没有人在看。这非常感人。发生了一些非常新/非常不同的事情。

参与者2：当问“谁在看”的时候，我有一个非常强烈的体验。一种忽上忽下的感觉，就像坐过山车。有一种恐惧和快乐的感觉，并且除了放下我自己之外做不了任何事情。这是一个非常强烈的体验，放下，在那里看到我。

参与者3：我仍然不太清楚是谁。我感到有些东西打开了，有一个空间，我想往里面看，当我正在看的时候，我停止了看。就好像在一瞬间走了非常远，看的同时又不看。我看到的东西非常熟悉，一个我在概念上知道存在着的地方，但是从来没有到达过，它现在对我来说是可以感知的了。

纳兰霍：你知道那个什么存在？

参与者4：那里有一个源泉，那个源泉可以影响到我们。

参与者5：我觉得我没有做任何事情，我感到困惑。当我问“谁”的时候，就好像是我不知道的某个东西，但是有一种变得痛苦的感觉。它让我有点害怕。就好像它是我内部的另外一个东西，我对它没有任何概念。

纳兰霍：坊间流传着一个神话，那就是空性的体验对每个人来说都是一样的，但是根据我们自己空的程度，所发生的是需要发生的，对每个人来说它在每一刻都是不同的。对一个人来说，它可以是体验到他的痛苦；对另外一个人来说，它可以是一个高峰体验。并且并不是只有一种三摩地，也许有上千种。伟大的西班牙苏菲主义者伊本·阿拉比（我去年想要找到他在洛尔卡所住的房子，离穆尔西亚不远，但是我问的人都不知道他这个人的存在）说，灵性体验是不可说的。我认为把这一点考虑进来很重要。在任何时候，你遇到你要遇到的东西，虽然关于灵性体验有一些普遍性的东西，但是也有它所固有的特殊性。

好了，现在还有一点时间来探索另外一个维度，冥想的另外一面。再一次，请找一个旅伴。

开始的时候眼睛闭上，不用做任何事情，处在一种完全放松的状态。

与疲惫的感觉产生联结，在大会的这个点上你可能会有的感觉——因为注意力确实会消耗能量；你感到疲惫，允许自己休息。把握这个机会，尽可能地深度放松。除了放松之外不要试图做任何事情。

我会带领大家做一点冥想的工作。让我们对我们自己心怀一种友善的意图，我们希望我们自己获得这个世界所有好的事物——还有另外一个世界的。

我的意思是，你将注意力集中在一个已经在那里了的意图上，因为我们所有人都想要幸福。聚焦在是你的一部分的这个愿望上面：想要幸福的愿望。

关于这个世界的东西，还有关于超世俗领域的，让我们希望得到最好的东西。在我们希望我们自己得到这个无常生命中的好东西，以及获得永恒的灵性成果的同时，让我们问一下，对此你的内心是否有任何反对、任何保留意见。有些时候，人们发现更加容易希望得到小的东西，发现希望自己得到完全的幸福并不是一件那么容易的事情。举个例子，当你试着希望自己得到最好的东西时，你也许会发现，这遇到了一个禁忌。因此，找一找是否有任何“但是”、任何限制。然后，通过自我祝福，看看你是否能够超越你当前的限制。与你自己团结一致。感觉到，你希望你自己获得灵性和尘世的幸福是一件正当的事情。

然后，当你睁开眼睛的时候，我会要求你们，看着对方的脸，继续做同样的事情。也就是说，在他人在场的时候，你继续进行这个看似自私的行为，希望你自己得到这个世界和另外的世界中的所有好的东西；你希望你自己既得到尘世的幸福也获得灵性上的成功——在你的灵性旅途上获得成功。希望你自己在灵性发展上获得成功。

睁开你的眼睛，如果你还没有和自己团结一致，探索可能产生的任何反对意见、犹豫或者尴尬，在有其他人在场的时候，你希望自己得到好的东西。

现在，做同样的事情，同时你将同样的愿望延伸到你的同伴身上。现在，你既想让自己也想让对方获得灵性和尘世的幸福，它等同于说：“上帝保佑我们。”

再一次，观察任何干扰，在你想要祝福彼此的时候你脑海中可能产生的任何反对意见。有些时候，去祝福另外一个人获得最好的东西也许并不容易。你也许相信，在灵性世界就像物质世界一样，能量对每个人来说都是稀缺的；如果你祝愿其他人获得好的东西，你可能就剥夺了你自己或者某个人的好东西。仅仅观察对这个善意的任何阻碍，当你找到它们的时候，努力推翻当前的限制。探索更进一步的话，会发生什么。探索你能走多远，让这成为练习祝福的机会。

要知道，每一种文化都意识到这是人类固有的能力，并且似乎有重大意义，让我们抓住这个机会，将我们的“上帝保佑我们”的意愿延伸到更广的范围——这间房间的范围。除了和你坐一起的同伴之外，当你继续让你自己和同伴沐浴在你的善意之中的时候，也将让这间房子的做着同样练习的所有人都沐浴到，将这个意愿发送到这个房间所在的空间内。从隔壁房间传来的音乐，我认为，将会为这个意愿提供很好的支撑。

如果你觉得，你用声音为媒介，就可以很容易将爱发送到这间房间的每一个角落，那么更进一步，想象一些人可能在场：你与他们有了未了之缘，需要给予他们宽恕和慈悲。因为一切未了之事皆为缘，以慈悲之心宽宥所有尘间的恩怨情仇，才能跳出执念，才能达到圆满，获得大智慧。你与他们有未了之缘，需要给予他们宽恕和慈悲。因为，一切未了之事皆为缘，以慈悲之心宽宥所有尘世间的恩怨情仇才能跳出执念，才能达到圆满，获得大智慧。再一次，观察你的局限、你的反对意见。也许你觉得原谅是不公平的——但是你也可以试着将这种不公平的感觉放弃几秒钟。

现在，更进一步，试着把仁爱发送得更远一点，包括更大的范围。让我们更加有雄心一点，努力把我们的意愿延伸到我们所在的地理位置，包括托莱多市，还有所有恰好在这里的人，我们并不认识的人。

我想要邀请你考虑这样的想法，至少是作为一种工作假设，那就是，这个冥想团体并不是冷漠的——这个幸运的真理追求者的团体，他们在生活中那么努力，也许有能力为托莱多市留下一个看不见的礼物。

让我们拿出我们几分钟的注意力给它的居民，这样他们也能知道一个开放的心受到祝福的状态，他们可以知道更大的幸福；也许他们能够超越他们自己童年的矛盾情绪和怨恨，变得心怀爱心。

现在，让我们跳到无限中去。即使这也许太吃力了——有时候看似不可能的，在一瞬间的仁慈之下可以获得成功。让我们想象，我们只是无限世界中的一员，不仅在地球上存在着有意识的生物，而且在无数的星系中都有；让我们想象将我们的仁慈发送到在无限空间里的无数世界中，朝着每一个方向。看看你发送的东西是否接触到了远处的某个东西。注意从你心里发送出的看不见的射线，是否到了其他生物身上。也许你会感觉到某种交换，你自己也变成了远方的祝福的对象。

在我们继续将我们爱的能力扩展到所有存在的时候，我将会保持沉默。

第六章
在冥想的背景下通过自由联想获得自我认识：一个治疗性和教育性的提议

一、前言

除了将冥想拓展到沉默的人际接触情境中，在很多年的时间里，我还探索和改进了人际情境下冥想的各种用法，包括某种形式的言语交流。在《格式塔疗法：一种非理论的经验主义态度和练习》一书中，我已经报告了其中一项技术“冥想背景下的意识连续体”——对基本格式塔疗法练习的一个改进，在这个练习中，一个人用言语表达持续的体验，同时删除他的独白——对记忆、期待和反思的描述。在这一章，我将会聚焦由弗洛伊德发展出来的一个练习的改进（根据冥想），这个练习后来成了精神分析过程中的媒介物和贯穿始终的东西。

精神分析可以被描述为一半自由联想，一半解释。如果自由联想被描述为不用故意指向一个特定的对象或者目标，不用审查内容，直接说出一个人脑海中冒出的任何东西，那么精神分析的基本策略可以被描述为去理解自由联想的时候产生的阻抗。

弗洛伊德早期的学生和同事费伦齐提出，进行自由联想的能力可以被看成精神分析成功和结束的标准。在这方面，自由联想和各种冥想技术没有什么不同——事实上，对新手来说，冥想是一种训练，冥想的能力是练习的结果。那么，这两个例子是一样的，一项练习既是途径也是目标，并且所使用的技术是将目标作为途径。

我从 1968 年开始在冥想的背景下实验自由联想，那时候我还是伊莎兰学院的常驻助理。我已经感觉到，我发明了一些真正重要的东西，但是在大约 30 年的实验之后，我对这个方法的理解持续增长。我认为，只要有一点督导和辅导，这个技术所带来的结果比那些没有经验或者没有天赋（也就是说，大部分人）的心理治疗师更好。此外，我发现这个过程是培养心理治疗师的一个最有价值的组成部分。

当然，人本主义心理学作为对精神分析的局限的一种反映，说明了自由联想这个有价值并有开创性的技术，并没有被列入可以加以改造利用的技术中。因为我自己一开始参加培训的时候接受了精神分析方面的训练，所以很自然地，我对探索它在团体情境中的可用性充满兴趣。但是，还有另外一个刺激我这样做的原因，它与将冥想作为一种背景应用于言语交流情境的探索有关——20 世纪 60 年代，拉姆·达斯去印度朝圣，这次朝圣改变了他的人生，他回来之后继续进行心理治疗，并且他对其中一些会谈作了描述。在这些会谈里，他不再使用任何干预，除了沉默地倾听，同时内心重复拉姆咒语，作为一种唤起神性的方式，而这对他来说，似乎起到了一些作用。一方面，我的回应是表示赞赏——我愿意相信一种精神状态是可以传染的，并且它可以对人际问题产生有利的影响；另一方面，我怀疑重复咒语是不是倾听情境的最恰当的冥想形式。后来，我逐步发展了各种各样的正念和无为方法，并且特别关注了在空间领域里关注他人人格的技术（在《格式塔疗法》一书中有描述）。

在自由联想中有两个元素：一个是放下（或者“跟随意识流”），另一个是注意力。

虽然当前的精神分析强调的是自发性（至少不要去审查），从我们对冥想的理解来说，我认为，如果我们不仅鼓励一种精微的自发性，还鼓励思维过程的精微和多层次结构所要求的敏锐觉察，那么自由联想也许会更为丰富；如果我们在追随思维之流的同时，追求一个“中心性”，“不要审查，说出你脑海中冒出的任何东西”这一练习就会变成，从一个中立的位置上交流所观察到的东西。这也许可以用一个意象来表达，比如，用一种安静超然的态度观察思想的流动。在这样的一个练习中，静止和流动同时发生，我认为这样的话，我们的思维越是自发流动，就越能促进一种既全景式又有中心的注意力。反过来，通过全景式注意力获得的心理稳定性，形成了一种具有渗透性的状态，而这又促进了自发的流动。

当然，精神分析也强调中立，但是主要强调的是分析师的中立态度。我的论点是，培养更深的中立应该是自由联想练习的一部分。并且不是一种冷漠的中立，而是既沉默，又带着表示欣赏的温暖和幽默。

通过这个技术的名字中“冥想背景”这个词，我所指的冥想意图不仅仅是指冥想时的思维之流，还包括冥想时的倾听，因为这个人际情境涉及交流所针对的那个人的“冥想倾听”。随着练习的开展，也许可以谈到一种“冥想场”，在这个场之下进行自由联想——一种经验上可以确定的“气场”，似乎是从冥想中的人身上散发出来的，这给了他的沉默某种主观上可以确定的品质。因为，在一个带着某种情绪的、冷漠的人面前说话，与在一个平静、镇定或者极为中立的人面前说话，感受是不同的。这种“高贵的沉默”是一种你不想用琐事填充，或者用庸俗来污染的沉默，就像在其他时候，某个人提升了的觉知水平，会给人带来一种压力，在这样的一种沉默面前很难去撒谎。

为了记录我对“冥想背景下的自由联想”的使用，现在我将会提供根据一个特定场合的录音整理的文字稿。在这样一个场合下，我带领一个团体，进行了一系列朋辈治疗环节，其中涉及自由联想的各种变体。虽然这些一开始只是做练习（治疗师在整个会面中一直保持沉默），其他特定的干预也由承担治疗师角色的人进行了探索。因为这个过程的这个特点，以及自由联想练习只包含了一个更加广泛的项目的一部分，还有对文字稿的一些思考，所以我从只想单纯地汇报对自由联想技术的改进，转向同时也汇报我已经形成的教学法——其中，参与者会通过个人和人际情境下的冥想为自由联想练习作准备。还有，我没有一开始就解释西班牙SAT项目（下面的材料所引用的1991年的环节是这个课程的一部分）的结构或者是基本原理，我用这次机会来传达一下至少是我的印象——通过将冥想和“自由联想实验室”与九型人格心理学的体验课程结合起来，创造出了一个丰富而有力的过程。

二、西班牙SAT项目

这是一个为了心理灵性和职业发展而进行的项目的名称，它是我在20世纪80年代的时候创立的，上面提到的一些元素是它的一部分。更加具体地说，下面我引用的文字稿，包括这一章的很大部分，反映了这个项目第一个模块的样子。

在这样的第一个模块或者部分（它是一个连续三年开展的暑期项目）中，到目前为止提到的活动，是与最初由罗伯特·霍夫曼开发的治疗方法的一种变体同时进行的。这个治疗方法有时候会被称为“费舍尔 - 霍夫曼过程”，它是通往童年记忆的一趟旅程，一开始聚焦于痛苦和愤怒的体验，然后聚焦于理解、同情和宽恕的体验。在这个项目的四重模式下，“HFN 过程”和九型人格心理学是相补的，一方面，它们分别强调“纵向”和“横向”；另一方面，它们分别定向于过去和当下。冥想的作用是作为一个桥梁，将冥想体验转移到人际和心理动力学领域。自由联想实验室不仅有助于细化童年的材料和性格方面的洞见，而且有助于处理在持续的社会生活中的体验。

各种各样的自由联想体验，其中，就像我已经提到的，倾听者的沉默会被不时打断（从问问题到分享洞见），这个为期三年的 SAT 项目，构成了这个治疗训练实践课的开始部分。还有团体的分享和讨论作为补充，这个过程的最后是进一步分享和评估的环节。我从来都没有重复练习的描述或者明确的练习顺序，但是比概论的资料更加丰富的是具体的例子。现在，我要开始给出 1991 年文字稿的摘录，包括人际情境下的冥想、六次自由联想会面、治疗性的训练练习、我的一些“迷你演讲”，还有对参与者问题的一些回答。

在这之前，我还要解释的最后一件事情是，考虑到来访者 - 治疗师配对的一个程序——这个配对的双方，比起相互扮演治疗师和来访者来说，他们在角色上是不对称的。大家会围着坐成一圈，每一个人是旁边一个人的来访者，是另外一个人的治疗师（这要求在两次练习中要交换同伴）。我已经很满意地确定了，这个情境的不对称性有助于产生更多的移情，更好的治疗，并且为理解自我在治疗关系中的作用提供了一个宝贵的机会。

虽然我这里并没有包含结合在人际情境下的冥想中的冥想练习，我要提一句的是，这些采用了内观的形式，因为SAT三个连续的阶段，开始聚焦于小乘佛教传统，然后是禅宗，最后是西藏的宁玛派练习。

三、预备性的人际情境下的冥想

和通常一样，在呈现人际情境下的冥想的时候，是以一个个人冥想的预备阶段开始的，其中，参与者闭上眼睛，两两相对地坐在一起，将他们的注意力集中在他们的呼吸上，放松肌肉，处在平静之中，努力让无处安放的内心平静下来。

然后，过渡到第一个人际练习：

看看睁眼时，你能在多大程度保持这种平静和沉默的状态，尽可能不被眼睛的开合所扰动。

现在，准备睁开你的眼睛，继续保持无为的中立状态——不管你怎么称呼这种退行、放松的状态——眼睛闭上的时候更容易维持。

然后，当你睁开眼睛的时候，继续放松，不要看对方的脸，而是看你同伴的胸口；或者，更确切地说，视而不见。让世界进来，让视觉印象进入，不用对它们做任何事情。

现在，开始睁开你的眼睛。

（然后，几分钟之后）现在看对方的脸，但总是保持一种不用对你看到的一切东西采取任何行动的态度。

仅仅觉察到对方，感受彼此的存在；让你自己处在完全的自由中，放松，让身体休息。放松你的脸部，努力保持心理上的沉默。

在注意对方的时候，不要从你自己身上分心。首要的是，保持在场。很难解释我们所称的“在这里”，或者仅仅“存在”。它超越了看，超越了听，超越了感受你的身体。它与知道你存在有关，但是感觉它，而不是从理性上知道它，更确切地说，通过一种对存在的直觉知道它，这个存在超越了感知、思维甚至感受。

四、将倾听作为练习冥想的机会

现在，我们继续，进入倾听另一个人的练习。我提议，不要思考所说的话，你试着只是培养一种自由地在场的状态——不用做任何事情，除了将注意力放在这里之外，在你看到、听到和感觉到的东西面前，强化你自己的在场。

说话的人的任务是，在身体放松的情境下自我探索，在分享自发想法的同时，通过自由练习带入意识的内容更好地了解你自己。

换句话说，你观察自发浮现出来的想法——记忆、计划、幻想等——然后，时不时地，分享被这个持续的观察所激发的一些自发的洞见。

但是现在，我们会引入自由联想技术的一个重要变体——虽然通常练习的关键在于分享你脑海中的任何想法，不需要审查，但是我们会允许审查！只要在这样的情况下，说话的人承认“现在我在审查”或者“现在我心里有一个想法，我宁愿不去分享”，或者“现在我会闭嘴，直到我脑子里有一个我更愿意分享的想法”，等等。

不要因为你认为不够亲密去分享而打断你自己，保持沉默就行了；但是你保持和你自己的思维过程的接触，所以基本的情境仍然是观察你自己的想法和分享它——只不过偶尔不分享的自由，可能会保护你思维的自发性，并增进你的觉知。当然，通过观察让你不愿意去分享的阻抗，你肯定会对你自己和你的神经症有更多理解。

倾听者的任务，只是已经描述过的人际情境下的冥想的一个延续——在有人际接触的情境下，保持一种放松和专注的在场。

五、自由联想的改进：想法和实验

利用第二次机会，我们会引入一个新的细节。说话的人，不仅仅把这个练习看成一个跟随思维的过程，但是，尽可能地，把它也看成和情绪层面发生的事情接触的练习——并时不时报告情绪。不管是谈昨天已经发生的事情，还是明天将会发生的事情，不管报告的想法是和父亲在一起的一个场景，还是你在电影里面看到的某个东西——与说话的情境保持持续的情绪接触，并且在练习分享你的想法的过程中，可以偶尔提到你当下的情绪。这样，你可能时不时地说类似于这样的话："现在我在你面前感觉紧张"，或者"这一刻对我来说像是假的"，或者"此刻我担心你会怎么评价我"，或者"我对继续追踪想法不再感兴趣了"。

众所周知（在格式塔疗法出现之后，被广泛承认），未完成事件会挥之不去，像幽灵一样跟着我们。如果一个人没有来自过去的未完成事件，他会对当下感兴趣得多。如果童年的问题没有得到完全的消化，所有其他事件也都变得未完成；来自早年的重要未完成事件让所有其他事件只能不完全地度过。

一个人越是允许思绪到它想要去的地方，思绪就越能够趋向于需要处理的事情，需要给予关注的事情。虽然在生活中，为过去忧心是一个巨大的干扰，但是在心理治疗情境中，它是好事情；思绪自动地找到需要关注的问题上去，这一事实蕴含着巨大的潜能。随着一个人从一个问题到另一个问题，一个有机的过程就形成了，一点点地澄清事情，直到更加基本的问题浮现出来。

那么，根据这一点，自由联想的情境是一个邀请，让人探究对他有意义的东西。它不是让人关注应该考虑的事情（“日常的我”）；甚至也不是让心智和当下捆绑在一起，而是相信，当允许心智到任何它想要去的地方，将会产生的一个自发过程。

过去经常说他把“他这辈子最好的时光给了精神分析”的皮尔斯，开拓了一条不同的道路，最终更喜欢使用他起先称为“专注于当下”的练习，而不是自由联想练习。他幽默地将自由联想称作“自由解离”，因为他很了解，它多么容易（自动地或者半意识状态地）变成一种逃避；但是我认为，他在放弃这个方法上太过于草率。还有一件事：我建议，在让你的心智获得自由，同时交流在这个过程中发生的事情的时候，你也可以观察你是如何抗拒这样做的。

六、对阻抗的回顾性考察

现在，让我们对你的自由联想体验进行一些回顾。我想要邀请刚才说话的每一个人，问他们自己，他们是如何抗拒让自己的思维自由流动的，或者是拒绝传达思想的内容的。

抗拒的方式和性格的类型是分不开的。有些人会发现，一次又一次地，他们脸上戴着面具，而不敢成为他们自己。其他人，可能会首先看见他们的恐惧。对另外的人来说，问题可能是某种死一样的状态：他们似乎按照指令进行着练习，他们好像在那里，但是并不在场，或者一切都好像太过于机械。对有些人来说，这些练习进行得很顺利，但是言语会分散他们在内在体验中的注意力，而不是帮助他们发现更多的内在过程；尽管他们有表达能力，但他们也许会发现，他们将文字当作障眼法。

我不用列举每一种变体；一种形式的抗拒是过度控制，另一种形式的抗拒是过度分散与自己体验的核心的注意力，所以心流更像是环境的镜子，等等。现在，投入一点时间，和刚才是你沉默倾听者的人，在对话中考查这个问题。

七、冥想倾听的一种不同方式

再一次，我想要提议做一个两人一组的简短沉默体验。一种接触的体验。下面将会演示一个简短的不同态度的沉默，由处在倾听者角色的人来维持。

我们一直在努力研究在场——“我在这里”的感觉上。现在，我邀请你聚焦在对方在场的感觉上。即使在与一个物体进行的冥想中，当在你面前的不是一个人，这个物体可能也会变得更加真实，更加鲜活，可以这么说。这个物体不再是一个物体，因为它，在某种程度上，具有了一种主体的性质。它不再是一个“东西”。如果这可以用咒语或者神的意象来让它发生，那么用一个大活人就更加可以了。

那么这一次，我将会提议，做和你之前的练习完全相反的事情。更确切地说，倒过来做——不去练习强化“我在这里”的感觉，练习强化“你在那里”的感觉——尽可能关注另外一个人作为人的存在；另外一个人不仅是作为一个物体在那里，而且是作为一个活着的有意识的存在，并且作为一个正在看着你的意识。引用安东尼奥·马查多[1]的话：

1　安东尼奥·马查多（1875—1939），20世纪西班牙大诗人，文学流派“九八年一代”的最著名的人物之一，他的作品在西班牙语国家和世界其他各国产生过重大影响。——译者注你看到的眼睛不是因为你看到了它；

它是眼睛是因为它看到了你。

这个将其他人看成一个主体的能力，在一定程度上说，是我们时有时无的。有时候，对我们来说，人们似乎是鲜活的，有时候他们似乎更像是东西。布伯将这一点在他的一本著作《我与你》中进行了哲理化的论述。他相信，人类所具有的一个保护因素是，我们可以发现和感受到“你者性”。因为，看见“你”的“我”，和看见东西的“我”，是不同的。

八、自由联想作为性格分析的机会

现在，我向说话的人提议，请他们将自由联想和在他们自己的人格或者性格这一主题上的反思结合起来。当你进行自由联想时，你会在脑海中浮现出你生活中不同的记忆或者场景，它们是如何涉及特定的角色、在这个世界存在的特定方式、各种人格特质的。随着你在联想链条上从一个念头转到另一个念头，然后，插入某些关于你自己人格的观察，因为它反映在自由联想的镜子中，例如，允许自己在一定程度上反思过去和现在，在你的人际关系里，或者对不同人的态度上，有什么相似点。

九、听和问问题

现在，治疗师将会观察另一个人的声音和他/她的手势，与当下的体验保持接触而不是他自己的想法。首先，他会努力不要从将另一个人感知为一个有意识的主体，一个“你”的练习中分心。其次，我们将会引入一个新的资源——它增加了额外的自由度。将会允许一种干预的形式——这就是问问题，但是只能问非常少的问题。小心地提问题，尽量不要打断自发的联想过程——尤其是当感觉来访者正要有所领悟的时候。把这看成练习提问的艺术的机会。“什么时候”问和问“什么”都是很重要的。把你要问的问题写下来。我们暂时不会对你问的问题设定任何规则，但是要觉察你所做的事情——这样我们可以之后就这个主题做出评论，并且我们会思考什么类型的问题是可能的，还有你选择要提出的问题后面是什么。有时候，我们通过问一个问题来表达一些东西。有时候，我们很好奇，我们想知道更多。有时候，我们不理解刚才说的话，想要一个澄清是很合理的——通常，这种澄清对刚才说话的人来说是有用的。

十、我和你

再一次地，在这次打坐过程中，一开始眼睛是闭上的，放下想做这做那的意图。就坐在那里，保持对你身体的觉知。

除了处在一种放松的状态，不要抱有任何意图。

当你睁开眼睛的时候，请你尽量维持这种放松的态度，这种被动甚至是退行的状态——一开始不要看对方的脸，而是看你面前的人的腹部——就像要唤起一种以你自己的腹部为中心的状态一样。

仅仅在那里，不做任何事情，让视觉印象到你的眼睛里，不用对它做任何事情，也不用向你面前的人做出任何特定的表情。

在心智尽可能放松的同时，在一种不用做任何事情的状态下，开始专注于“在这里”的感觉。只要有思考，让你的思考专注在这个“我在这里”的感觉上。

现在，将这个练习和之前的人际情境下的冥想结合起来——这样你同时专注于你自己的在场和其他人的在场；同时注意，“我在这里”和“你在那里”。更确切地说——“我是”和“你是”；“我存在”和“你存在”。这个练习可以简单地概括为“我和你”。

十一、通过消化过去获得改变

在自由联想中——也就是说，在允许想法自由流动，同时和其他人分享对它的持续观察——这种情境类似于冥想；有时候，一个自发性的体验的细化会发生，因为我们在面对一些记忆和印象的时候，也许会找到一种新的、不同的态度。

我们在这里的同时，注意我们自己的思维过程，有些关于过去的未完成事件会来拜访我们——业力自己会呈现出来（除非我们找到一种别的对待它们的方式，不然这些过去残留的东西会构成一种负担，我们称它们为业力）。当一个给定的情境——不管它来自昨天、去年或者童年——浮现出来，也许我们可以用一种新的方式看待它；可以这么说，我们不再采用通常的态度，我们以一种不同的方式呈现在它面前。也许我们会承认有些东西并不是以前想的那样，或者也许我们感觉“我过去多傻啊”，或者我们会在心里向某个人道歉，然后我们可以放下这个问题。

我只是把我们都明确知道的东西说清楚：有一种自我修行的方式——就像在冥想中——是不用费力的，但是通过一种包容的态度，一种开放性和内在自由，将会出现体验的进一步展开。

当我们使用自由联想情境作为一面镜子，来开发对我们的“机器”或者说小我的自我觉察，有时候，结果会是传统上所说的“忏悔”。

我知道，当今的大部分心理治疗都不喜欢这个词，因为在中世纪教会精神独裁的虔诚的背景下，这个词过去常常被用来让人心生内疚，但是它的真实含义是希腊文版本的《新约》所称的悔改——转念。

让我给你们讲一个故事。这是由托马斯·摩尔写的一首诗里所提出的论点。在诗的一开头，一位仙子被逐出天堂。舒曼以这首诗为原本创作了清唱剧《天堂与仙子》。仙子是一名女性的天使，她被逐出天堂，除非她找到人间最为宝贵的东西，她才能重返天堂。在她的第一次旅途中，她收集到了一个为了他的同胞牺牲自己生命的英雄的一滴血。但是天堂门口看门的小天使告诉她，她还要回去再找，然后她回到了人间。第二次，她带回了爱人的一滴眼泪——一滴充满了渴望和所爱的人重逢的眼泪。但是天堂门口的小天使再一次告诉她，还有比她已经找到的更为宝贵的东西。

在故事的最后，她带回了一滴忏悔的眼泪，这时候小天使才告诉她，这是最重要的东西。因为我们只有通过忏悔才能回到家里或者回归更高的本性——也就是俗话说的“浪子回头金不换”。

同样，它也在自我认识的过程之中。我们逐渐觉察到一些东西；我们承认一些我们并不乐意承认的东西——直到我们完全明白，我们曾经是笨蛋，我们做得并不好，我们一直在犯错误。然后所有的一切开始停滞不前。当然，这个过程会引起很多自我厌恶、羞耻和内疚——但是业力在它们痛苦的火焰中被烧掉——只要我们能够忍受它。直面当下时的超然，让它得以燃烧，而这反过来又让放下过去成为可能。

单纯的自我观察，可能会导致自我厌恶、自我指责、厌烦，然而，这些不应该被鄙视——而是作为一个过程还没有完成的指示物，当做错事的感觉变得足够明显，不再被过去所束缚，我们会变得更加幽默——我们可以自嘲。

下面，倾听者，把在刚才的“我和你”倾听 - 分享环节中，努力获得的东西带进练习中来。你可以时不时地打断、分享一些洞见，但是试着回到中立的冥想态度上来——唤起对方和你自己的在场，但是不要迷失在你听到的言语中。

当然，不仅是倾听者，说话的人也可以时不时发表一些评论。在回忆了一些东西之后，可能会浮现出对那些回忆的反思，但是主要还是让听的人做反思，就像在精神分析情境中一样。但是，与其说“解释”，我宁可将这个情境描述为，“分享”关于发生在“来访者”身上的事情的“直觉”。

这样做的时候，重要的是要有分寸，努力不要干扰到自由联想。既要注意时机，也要尽量简洁，我建议，你的语调或者你说出你的干预方式时，不要让对方产生要和你交谈的冲动。让我们也设立一条规则，在听“来访者”的直觉或者“解释”的时候，说话的人不要有去表达同意或者不同意（去证明倾听者是错误的）的压力。而是，让他专注于观察治疗师的陈述对他的思维之流的自发影响，让思维到它愿意去的地方去。

十二、在宇宙中的我和你

让我们再次回到成对的冥想，以便带入一个新的元素。

和之前一样，开始的时候闭上眼睛。

让你自己仅仅成为你自己。

让你自己处在放松的状态之下，信任你的心灵的再生能力，你的有机体的自我疗愈潜能。

当你睁开眼睛的时候，像之前一样，尽量保持你找到你自己的状态——一种放松的、释放自己的状态，不要试着做任何特定的事情。

现在，开始睁开你的眼睛，但是不要看对方的脸，相互感觉对方的存在。对方作为一个人的存在还有你自己的存在——尽量不要有任何想法，就像你的思维只够关注“我是”的感觉和“你是”的感觉。

现在，抬起你的目光，一点一点地，直到你看到你面前的人的眼睛，并且在内心沉默的情况下继续保持“我和你”的状态。一起沉默地存在着。

现在，也关注你周围的空间，沉默的空间。首先，找到一种两个人一起处在这个房间的空间里的感觉；其次，一点点地，把外面的空间也包括进来；最后，探索着唤起一个更广阔的空间，或者直到你找到一种地平线一样广阔的感觉。

从地平线的感觉里获得启发，努力超越它，唤起一种无限的感觉。努力沉思无限，同时总是根基于一种无为和静止的状态中。

如果有任何想法的话，让它尽可能地专注于当下的三个层面：“我”“你”“无限”。

十三、移情问题

到目前为止，是否有人还没有提及，他对“治疗师”的感受这一主题？是否有人，在过去几天的工作里，已经对治疗师表达了积极或者消极的感受？

我看到，对大多数人来说，关系是包含在所谈论的事情里面的，我想要听听关于这个主题的内容。

参与者：我认为我投射了很多。我的解释体现了我的投射。这让我感觉我会继续投射——然后我就什么都不说了。就好像“下一次在开口之前，我要多想想”。我该怎么办？

对这一点有两点回应。第一点回应是要记住，一个治疗师所能获得的最主要培训是个体治疗。它不在于学习技术，而是通过他自己的成长，获得如实地看待事情的能力（而不是投射）。第二点回应是，不管你有多少投射或者犯了多少错误，让另外一个人听到你“看见”的东西仍然是有帮助的——只要你不强迫对方接受你的观点。专业的精神分析情境暗含着一种权威的姿态，它宣称专家对另外一个人说的东西是真实的。但是，你也许可以选择采取另外一种姿态：“我猜想（或者在我看来）在你身上发生的事情是这样的”，这样做，你可以让另外一个人有选择相信或者不相信的自由。如果最后是你所想的那样，非常好；如果不是你所想的那样，你所说的话，仍然可以让另一个人意识到它不是真的。因此，在一种非权威性的关系里，一个错误的解释并不可怕。

参与者：今天早上在扮演“治疗师”的时候，我的来访者感谢了我，因为他觉得他收获了一些东西，我真的对他有帮助。这也就是两到三分钟的事，但是对我来说，就像经历了上千个场景。一开始，我以一种对我来说熟悉的方式做出反应：不相信它，贬低它——“这是一个投射”，或者“这是一个幻想”，或者“我不配得到感谢”，或者“我只是一坨屎”，“我欺骗了他”。然后我感觉“我很棒”，“找到我是你的幸运”，等等。他离我越来越近，就好像要握到我的手了一样；他的感激变得强烈了，我不知道该怎么回应。最后我发现了一些东西。我说：“我不知道怎样对此做出反应。”在其他时候，不知道如何回应会让我分心。但是，这一次，我留在了那里，不做任何事情——既不高估也不感到被别人耍了，这非常好。我在那里，并且在那里的人不是我。我不知道怎么回应，但是我在场。我感觉很好。

祝贺你！

我们在研究移情的主题。在精神分析传统中，治疗性关系中形成的感情被称为移情——尤其是治疗的过程中逐渐形成的正性情感。

精神分析中的标准理念是，“正性”或者“负性”移情是过去对父母的态度和情感的反映，但是我认为，在一种友好分享的情境下通常会形成的正性感受，并不仅仅是过去的回响。确实，一个人给予另外一个人本来只会给父母的那种信任，他可能会毫无防备，敞开心扉，将他人看成一个友善的同盟，从而也许会变得幼稚。但是我认为，将当下的感受解释为过去的一个重复，让我们看不到这些感受的真实性。因为，如果我们允许自己在另外一个人面前足够坦诚，我们很快就有足够的理由形成真正的感激——因为我们给另外一个人一个真正帮助我们的机会，而这在日常生活中是不会经常发生的。在分享了隐私并按照本来面目来被人接受之后，一个人在当下就有了对另外一个人产生爱意的基础；因为这一点，你们应该小心不要过度解释，并且不要认为，来访者对治疗师的所谓“移情之爱”只是移情而已。

参与者：对我来说，自由联想似乎超越了将一个个想法联系在一起。有时候，一条联想的链条完结了，然后我不想再说什么了；然后我关注于我的情绪、我的感知。我不知道这是不是自由联想，我是否应该朝这个方向努力。

当然，我通常会在对练习的描述中详细说明这一点。即使在精神分析中，这项练习没有被明确描述为只说出持续出现的想法——但是大家都认为是这样的。这就是笛卡尔的“我思，故我在”。其实我思本来的意思是，每一种心理活动，包括感受和意愿，不仅仅是想法——“我体验，我对心理活动有意识——因此我存在”更接近笛卡尔的原意。对“想法的自由联想”来说，正是这种情况。当自由联想把主题带到了“原始过程”——自由地幻想和与原始的情绪接触——的时候，真的是一项不错的成就。在精神分析的历史中，它的主要兴趣逐渐从过去转到关于“此刻发生了什么”的移情情境（又用到了这个惯用语）。当然，这一转变在格式塔疗法中达到了顶峰，因为相比于“此时此地”，过去不再被强调。但是如果你变得“在当下禁锢”——用波尔斯特的话来说，你就会失去一些东西，感受不到来自过去未完成事件还有未来的希望的召唤。在格式塔疗法中存在着某种模棱两可，因为当过去纠缠着你的时候，你被要求把握当下，但是治疗师一遍又一遍地邀请你再现这个或者那个情境，把过去当成当下一样。事实上，当我们没有清理完过去的时候，有必要以某种方式，去定期拜访它。但是尽管是“自由联想”，也要允许心灵停止想法的联想链条，去你想要去的地方。这是最好的。

参与者：第二天，我告诉我的治疗师“请闭嘴”——从此以后，我感觉好多了。更加流动，每一天都更好。她没有再和我说一句话。

你为自己赢得了更多的自由。说了那句话之后，你感觉更自在了。

参与者：我感觉为难。我感觉内心有一种很深的空虚感。我与那种感觉有了很多接触。我没有试着去思考它——不管自由不自由。我感觉，单纯地处在那个状态下，将会带领我到达某个地方。去感知这个内在的空虚，不清楚我将会去哪里；不是真正地看——

更确切地说，看到事物的本质，我只是根据我的性格和我的行为正确地“看”。然后，有一刻我感觉有点为难。“进入它，进入它。”但是我抵抗住了，没有这样做，因为我感觉我需要做的只是保持本来面目，感知那份空虚——虽然这很痛苦。我对这一点感到迷茫。我还想说，当我选择你（指她的“治疗师”）的时候，我感觉我引诱了你。我做的第一件事就是试着引诱你，我感觉我做到了。

但是你似乎并不因为你做到这一点而感到开心。

参与者：我需要引诱治疗师，似乎首先是为了确保他不会伤害我，然后去征服他，这样他就是我一个人的了。一旦他被引诱，他就是我的了。他将不会再伤害到我，而我可以和他做我想做的事情。这违背了我的本意，我看到了，这个引诱。我意识到发生的事情，但是我陷进去了，这真的不是我的本意。

谢谢你分享这些。观察得非常好。

我们会进一步探讨移情的主题，不仅是“好的感觉”，而且是“发生在治疗性关系中的一切”。不管自我机制是什么，不管一个人的人际策略是什么，它一定也会在治疗性情境中表现出来。但是，现在我们不再继续在团体里面分享，我想请你们花一点时间，写下你们自己作为来访者的体验，还有你和“治疗师”建立起来的关系，这样，明天在你们的例行会面中，你会对这个问题有尽可能多的觉察。

我没有找到紧接着的一天里的练习的确切的文字记录，我能肯定的是，它包括使用自由联想作为一种刺激，来反思不断发展的治疗关系。

我确定，我还清楚地指出，讨论已经聚焦于来访者的体验，而不是变成一种对话，从而到打破这种治疗关系（来访者和治疗师有明确的角色）的不对等性。这是我带领了大量团体之后所得出来的结论，在那些团体里我让参与者交换角色。我已经解释了，当前的这种参与者之间的关系，是如何用来避免成为这种相互关系的。当然，正是在连续几天的时间里，每个人所扮演角色的稳定性，才让移情反应发展出来并得到理解成为可能。

这一系列练习的最后一个，不是自由联想，而是采取了对意识连续体进行交替独白的形式。

我已经在《格式塔疗法：一种非理论的经验主义态度和练习》一书中，描述了“在冥想背景下的意识连续体练习”，其中对说话的人的指导语是，观察持续的情绪 - 感觉 - 行为体验，并转换为语言，不用刻意营造和表达想法，比如，记忆、希望、反思和幻想。

在当前的情境中，这项练习不是独白，像往常一样，也不是对话，但是我将它称为（尽管它有对话的性质）“交替的独白”，来强调开放性而不是参与性。虽然，通常来说，参与者持续的“此时此地”体验自然而然是互动式的，但是指导语很简单：“说出你自己此刻的体验。”

在一系列自由联想练习之后，为什么以这样一个练习作为结尾呢?

因为在 SAT 课程的背景之下，上面描述的一整套练习，组成了一个由三部分构成的基本心理治疗培训课程的第一个部分，这个培训课程强调真诚的关系对心理治疗的影响。

因为我主张，除开专业技能不说，治疗师的真诚，还有自我洞察，是治疗能力的最好基础，所以我很庆幸，有些治疗情境并不要求对话交流，而且精神分析情境还特地利用了关系的不对等。

因此，我设计了一个团体的流程，在其中，以上所描述的练习是在不对等的来访者/治疗师关系中发生的，但是，考虑到指定的“治疗师”，可能会躲在他的角色后面，在和来访者进行的整个治疗过程中无法成长，所以在整个课程中都保证团体透明度的情况下，我强调了治疗师和来访者的联合参与，并且我规定在一系列的治疗师/来访者会谈的最后，打破不对等的关系。在此背景下，二元意识连续体练习，相当于一种在互动模式之后过渡到相互关系的方法，如果没有这样一种刺激，可能会培养一种权威性的，或者单边保护的关系。

十四、结果

我通常都会要求参与者对他们的体验——既包括作为来访者也包括作为治疗师的体验——做一个个人评价——从来没有人告诉我，他们的时间被浪费了。

虽然在这里，我将会聚焦于处在来访者角色上的治疗技术的结果，但是让我一开始就说清楚，新手治疗师在超越了“治疗培训”方面的体验，是不可忽视的。更确切地说，它为培训提供了一个机会，让外部的或者职业的方面，与内部的个人成长方面协同进行。这两者的结合可以从下面的报告中传达出来（来自一个九型人格E5）：

参与者A：作为治疗师，我体验到了令人愉快的体验流动性，一种在我的工作场合不太常见的轻松。我体验到了治疗过程的去戏剧化，并且知道了一种更少惩罚性的态度——更少寻找他人身上的问题；在他人的问题或者缺点上，更多充满爱的分担。

有时候，练习中配对的人足够幸运的话，会有助于其中一个参与者获得有价值的体验，就像在下面的报告中一样：

参与者B（九型人格E1）： 对我来说，成为G 那样一个像我母亲一样的治疗师，是很重要的。像我的母亲一样，她也很骄傲，很有魅力，我相当努力地做了“我和你”练习。随着她表达她自己，并且表明她自己有多么自由，这让我明白了，做到这一点有多困难——理解我母亲人性的一面，并且看到我自己身上也有她的毛病。我更加能够理解我母亲这个人。

对来访者来说，人格匹配也是很重要的，就像下面这个报告中的一样：

参与者C（九型人格E1）： 这是一个有趣的体验，帮助我更加了解我自己。认识到M.是一个和我有着类似人格的人，让我的体验更加流畅。我觉得被人理解并且被人接受，除了最后一天，她比较疏远之外。我和她一起进行的工作，在体验细化的那几天，是支持性的。随着我和她一起工作，我和自己身上的一个特质接触特别多，这个特质在我整个人生中一直很重要：很容易担心；虽然我一直对我的过度担心所带来的痛苦有所察觉，这一次，我能够更好地看待这个问题，并且觉得我将会有所改变。

一系列自由联想最普遍的结果就是，和预想中的一样，自我洞察。在接下来的报告中，这项练习被用来观察此时此地的痛苦，他既产生了对他童年起源的理解，还明白了童年的痛苦作为一种人格特质一直留在那里。

参与者D（九型人格E3）：克劳迪奥宣称他可能会退出，让我觉得我可能会被抛弃，在没有意识到它的情况下，我让我自己疏远他。“在他离开我之前，我先离开。”对此的联想：我父亲爱过我，然后抛弃了我。在面对恐惧的时候，我在此时此地变得冷漠。过去让我脱离现实。

我观察我对失去控制的恐惧。我对这一点的联想是，如果我不控制的话，就不知道接下来会发生什么，而我需要知道下一步该怎么做。当我还小的时候，这让我紧张，让我没有安全感——得过且过的话要容易一些。我缺乏自信。然后，为了生存，我采取了某种模式，我让自己受到它的指引，因为它管用，所以我信任它。我做什么，我就是什么样的人。

在一个包含大量的公共体验、涉及面很广的课程的背景之下，“自由联想实验室”（我通常这么称呼它）是一个需要对持续不断的体验保持开放的场合，是详细描述或者“消化”体验的时刻。下面是一份确认：

参与者E（九型人格E4）：自由联想让我可以观察我在巴比亚期间，发生在我身上的所有事情；它让我更容易待在这里。我更加理解我写在日记里的事情，并且它帮助我对当天剩下的时间里出现的同样的问题，有更多的觉察。它是有治疗作用的。

更加有效的是，在会谈中一个突出的人格特质在治疗情境当中变得明显，就像在下面的例子中，来访者出于嫉妒而对治疗师的角色不满：

参与者F（九型人格E4）：在第一次会谈的时候，我就觉察到我有挫败在我之上的人的需求。有人在第二次还是第三次会谈中，提示我说："你的自我受伤了，你并不想承认这一点。"在这之后，我第一次发现，我是如何给了我母亲和哥哥优势地位，但是同时又不接受这一点。

在最好的情况下，移情洞察会带来态度上的转变：

参与者 G（九型人格 E4）：我的治疗师让我觉察到，我是如何需要关注，是如何让其他人应接不暇。我需要他看着我，然后他会对我的引诱让步。我已经理解了尊重他人、不侵入他们的领地的重要性。我学到了练习保持镇定。

我想要用下面来自一位女士的描述，说明简单几次"冥想背景下的自由联想"常常本身就可以是有效的深入的心理治疗：

参与者 H（九型人格 E9）：在一个男人面前，沟通我的内心体验，这样一个经历让我感觉暴露、羞愧，并且一想到向另一个人展示真实的我就让我恐惧。更深入地了解，我惊奇地发现，我一直像一个男人，更确切地说像一个男孩一样生活和思考。我不允许自己感觉是一个女人或者女孩。我身上没有丝毫的细心、勾人的魅力，我从来没有感受到一个青春期女孩所有的纯真或者羞怯。我还发现，我的胸部感觉像是空的。我不知道如何给予温柔，或者爱；或者如何去接受它。男人是和我自己一样的生物，他们并不在圣坛之上，他们也没有我曾经相信的那么特别。我那么努力地抬高或者贬低他们。我感觉他们和我自己一样。感到我的心灵在成长，实在令人难以置信，尽管我这么头脑混乱，我也尝到了放弃控制和组织我说的话的滋味，就让我自己感受自己的内心。这太美好了，我充满了一种我以前从来没有感受到的爱。在我的一生中，我第一次感觉到活着。我感觉血液流过我的身体，它好像充满了光。

虽然在引用的描述中并不明确，但正是冥想的态度，让所报告的流动性和去戏剧性成为可能。下面的报告中冥想背景的相关性说得很清楚（来自一位九型人格E4）：

参与者I（九型人格E4）：我刚才是S的治疗师。我感觉冥想练习对我有很大的帮助，现在，我更容易在我和你之间过渡，反之亦然。放下所有一切的技术很有用，不仅在冥想中，也在我和S在一起时，当我发现自己在评判或者解释的时候，或者当我在评判我自己没有听得足够好的时候；然后，我就会让所有这些干扰和呼吸一起消失，我就可以再次倾听他了。

下面的回顾进一步描述了，冥想如何影响了治疗过程中的治疗师和来访者两方：

参与者J：在练习快开始之前，我感觉不知所措，我将练习看成对我的能力的测试。当我第一次做治疗师的时候，我觉得自己做得非常糟糕——我不知道我是不是我自己，我是否正确地感知了另外一个人或者只是投射。我最后感觉很糟糕、迷茫和沮丧。作为一个来访者，一样：无能感，无法表露我的感受。但是当做了关于主要人格特质的练习、冥想、面对面打坐，还有对无限的体验之后，所有的一切都改变了。我看到了我的来访者，因为我现在可以直视她的眼睛，她也允许别人看她；我可以让自己被人看见，感觉允许自己被人看见是很好的，并且也感觉到了距离，一个人和另一个人在空间中的差异。在那个体验之后，一切都变了。我感觉自己是一位治疗师，而且感觉自己是一名来访者。

作为最后一个报告，我想要记下一位参与者的陈述，他证实，在三年的精神分析中他都不敢谈到的事情，他现在可以谈了。这根本就不罕见——而是几乎变成了一条规律，在团体中，一个密集暴露在真诚的精神分析之下的人，将会报告这样一种前所未有的开放性。

十五、结束语

考虑到精神分析惯常的缓慢性，这个简单明了的朋辈治疗情境所获得的成就，比单独看它们还要出色。我认为能快速取得效果，是因为很多因素结合在一起：所推荐的对自由联想练习的改进，所推荐的干预技术和它们策略性的顺序，对采用的技术的理论备注——它提高了参与者的积极性，个人冥想阶段为会谈所做的准备，还有在传统的冥想技术和我提出的新的情境之间作为过渡的人际情境下的冥想。我认为，还有一个重要的附加元素是参与者之间平等的关系模式。还有，在一个与外界隔开的地方，临时住下来的这一设置——让公共体验的强度达到最大，同时让外界的干扰降到最小。最后——就像我已经指出来的——向所有团体成员同时介绍的九型人格心理学，给了参与者一个理论参照系统，在功能上，等同于不同的精神分析流派中所存在的人格分类法。

就像一些报告表明的，我相信，上面所概述的课程，在个人的自我理解上的杰出成果，以及在一个公共体验的过程中，对日常体验进行细化上的有用性，是整个课程的结果，在这个课程中，自由联想被嵌入其中，具体包括：

> 冥想背景下的自由联想，结合心理治疗干预的基本技术，并得到与培养明晰和平静的心智状态相关的冥想练习，以及通往冥想领域的“桥梁”——人际情境下的冥想的支持。

虽然以上列出的一系列练习自身已经可以独立存在了，但是我毫不怀疑，与一个九型人格心理学（还有相应的人格诊断）导论结合在一起，这个课程将会提供一个更有效的增进自我理解的机会。

将原型分析的理论和这份分享对想法的观察的工作结合起来，显得如此巧妙，以至于我忍不住将它推荐为一个更加有效的课程，而不是仅仅专注于单纯的自我暴露背景下的理论，或者冥想背景下的自由联想。

在一个人类发展变成了迫切需要解决的政治问题，而传统的教育方式跟不上个人成长的需求的时代，我们自然而然地希望得到一个可以引入学校的“自我洞察”实验室。我希望，现在这“一整套课程”，也许有一天可以满足想要听从德尔菲神谕“认知你自己”的课程的需要。

自由联想在教育中潜在的有效性，是由哈罗德•D. 拉斯韦尔博士几十年前指出来的，虽然我不觉得他的提议已经被采纳了。他在他的书《精神病理学与政治学》中写道：“训练人们使用自由幻想的方法并获得一定的成功，让他们学到一种可以解决职业和私人生活中遇到的常见问题的策略，是相当可能的……缺乏有效的逻辑是一种疾病的症状，而逻辑本身是无法治愈这种症状的”。

因为“我们需要一种完全不同的思维方法，来摆脱由看不见的冲动造成的扭曲结局”，拉斯韦尔遗憾地写道“由于我们的学校还没有找到培养这种额外的思维方法的地方”，并且“我们的法官、行政人员、政策制定者们不仅在逻辑上放松了对信念的武装，而且没有能力让他们的心理获得逻辑安全”。当然，他说的“逻辑思维是一种特殊的使用思维的方法，而且它自己无法得到一个对现实的恰当审视，因为它在没有其他形式思维的援助下无法实现自我认识”，也是对的。

虽然当今，自由联想并不是教育实践可以从心理治疗中借鉴的唯一的自我探索方法，但是我认为拉斯韦尔所说的是有根据的，并且他说的话，据我所知，从来没有被考虑在内。现如今，不仅在心理治疗领域自由联想是有用的，而且——比如我已经描述的那个——在教育背景下它可以发挥更大的作用，因为它是个体间可以互相帮助的一种方法，尤其在学生和老师之间有沟通障碍时。在专治的环境下，青少年更加愿意倾听彼此，而不是听老师的，因为他们认为老师会评价他们，他们很可能不信任老师。

这一章就这样结束了。虽然我一开始只想要描述冥想背景下的自由联想，但是最后，我把这些描述和教学情境结合在了一起，在这些教学情境中，我经常采用这个技术，并且发现它产生了非常好的效果。我希望我对练习的描述和对结果的报告，可以促进这个课程在其他教育和治疗群体中的应用。

第七章
将音乐用作冥想和治疗

音乐可以是作曲家的冥想，可以是演奏家的冥想，也可以是倾听者的冥想，但是，因为并不是每个人都能演奏音乐，能作曲的就更少，而每个人都能够倾听音乐，所以我这里主要谈的是作为倾听者的冥想的音乐。

通过刻意的努力和使用某些特定的技术，倾听音乐可以成为冥想，而且我们可以说，最好的音乐聆听本身就已经是冥想了，因为它涉及将一个人的“世俗自我”放在一边，还能够直觉地感受和认同音乐中的灵性内容。

也许，如果音乐不能给人灵性上的滋养，不能给我们认为具有极高价值的意识状态一个展现机会的话，那么它在人类的历史上就不会像它所表现的那样那么重要了。对于有些人来说，音乐已经是一种灵性媒介，具有治愈的效果，并不需要更深入的技术。但是，在本章下面的内容里，我将会说明为了实现音乐在灵性上的可能性，我们可以刻意体验聆听音乐的一些方法，进而促使各种各样的“灵性聆听”体验的发生。

说“作为冥想的音乐”，我并不是说我们要将音乐作为沉默冥想的替代品；因为聆听音乐，不像视觉化或者带有动作的仪式，可以看成一种受外在刺激的冥想，有些灵性导师认为我们不应该滥用音乐，或者把它排在意识训练之前。也许，音乐可以和让人产生类似神秘和狂喜体验的迷幻剂相提并论，它应该被看成冥想的调味料，而不是冥想的主食——它是一种特殊的刺激，某种心理-灵性润滑剂，我们不应该对它产生依赖。理想情况下，音乐应该对应于沉默冥想中所追求的一种自我支持但又没有任何地方得到支持的情境，这一情境是深度冥想的最典型特征。

我们并没有特定的将音乐用作冥想的刺激物的方式。例如，我们也许会发现将音乐作为背景可以让人放松。在这种情境下，音乐柔和舒缓的内容，通过让倾听者感觉被包裹在音乐中而得以增强——被声音充满的空间最有利于放下自我，退行到一种“类似胎儿”的状态，在这种状态下，平时行动导向和贪婪的态度被搁置一旁。

然而，也许一种更加明确与音乐相关的冥想，是将声音与神（在这个词最为广义的意义上）联系在一起的冥想。尽管在宗教的成文语言中，神最常使用的象征是光，但是我们可以说，听比起看在神秘主义的输入上来说，要更重要，并且声音（还有它的转调）在传达神圣的感觉方面比图像更为有力。

因为在听音乐的时候，我们也许会被诱惑着期待音乐“替我们代劳”——也就是说，我们也许会倾向于被动地（用精神分析的话来说，“口欲地”）期待被音乐填满、满足和取悦，一直到狂喜的境界——并且因为所有这些都违背了最有益于进入深度音乐冥想的态度，所以我认为开始探索音乐最为恰当的态度是，将音乐作为一种令人专注的工具，通过倾听声音本身而不是音乐的编排。因为，如果声音是婆罗门（正如沙布达·布茹阿曼[1]这个古老的说法所证实的），这并不是我们平常所理解的

1 音译，原文为 shabda brahman。——译者注

东西。《歌者奥义书》[1]告诉我们，只有关上我们的耳朵，才可以在火的声音中找到婆罗门。我提议将这个练习作为这一探索的开始：通过敏锐而且精细地倾听我们耳朵深处的声音，对神进行冥想。

那些进行这项练习的人，可能会有兴趣探索另外一个印度的练习，这一练习不仅包括倾听还包括发声：通过吟诵Om音来唤起神圣感。这样做最恰当的方式是通过以尽可能低的音域（唤起最为广阔的空间）歌唱它，并且以这种方式产生尽可能多的泛音（唤起体验的密度）。

当我们把通过声音唤起神性的原则用在听音乐本身上面的时候，我认为推荐给西方人最好的练习是听印度经典音乐。印度经典音乐是在基音（一般是由坦布拉琴发出来的）一直持续的情况下展开的——它是神的存在在音乐上的对应物。

除了因为印度音乐的结构——旋律与节奏都由连续单调的低鸣所支持——使得它适用于专注在神之上，还有另外一个原因说明它的合适性。至少是对某些人来说，在西方音乐的全部剧目和日常心智状态甚至病态的心智状态之间，建立了太过于强烈的联想关系。就算一开始的时候，对印度传统音乐语言不熟悉会造成一些限制，但是我认为通过学习逐渐熟悉它的过程并不是徒劳的，因为，就像拉丁文和梵文在宗教方面的使用一样，印度音乐可以提供一个纯粹的“礼拜仪式的”媒介，也就是，我们用来唤起超越现世的体验的媒介。

1　较早的《奥义书》主要有《歌者奥义书》《由谁奥义书》等十三种，是古印度最经典的古老典籍之一，大约产生于公元前10世纪—前5世纪，主要探讨人的本质和世界的终极原因，找到真我、追求“梵我合一”是它的核心内容。——译者注

往前一步，深入挖掘音乐更加特定的潜能，我们现在可以将我们的注意力，从倾听“总体的”神，转到倾听特定的神的属性——在具体的音乐作品中反映出的灵性体验的细微差别。音乐的这个方面在印度文化中是众所周知的，在印度文化中，每一种传统的拉格（一种声音序列，构成了音乐作曲中旋律的种子结构）都与太阳与地平线的特定角度还有特定的内在状态有关，并且被认为是适合在特定的时间内演奏。显然，因为音乐是可以唤起内在状态的，所以我们就可以更加刻意地用它来引起这些状态，就像咒语一样。

然而，我们自己的音乐传统在表达最高意识方面很丰富——我认为，大大超出了西方追寻者已经意识到或者承认的程度。巴赫在世界音乐史上所代表的东西，不能与他在神性表达的历史中所代表的东西分割开来，不管作曲家以及他所处的时代和社会有什么样的局限性（这些局限性是连圣人都无法免除的）。因此，我们也许想要试着将巴赫的《马太受难曲》“请怜悯我”咏叹调作为沉思神的慈悲的一种刺激物。或者，我们可以试图在莫扎特的《G大调钢琴奏鸣曲》（K,283）快板部分全神灌注于“神的孩子”的喜悦之中。

在进一步谈论使用西方音乐作为专注于神的一种方式之前，我想要强调，将西方近几个世纪表面上“世俗的”音乐看作灵性内容的宝库有多么恰如其分。虽然宗教音乐和世俗音乐分道扬镳（后巴洛克主义音乐首先面向宫廷演奏，其次是面向资产阶级，最后面向大众，但是一直在教堂之外），但是世俗音乐才将音乐表达和启发神性的潜能真正推向了极致。

在获得认可的和真正的灵性相关性方面的悬殊，我认为，是受到了西方世界父权制中片面性的影响。古典主义和浪漫主义，紧随巴洛克风格之后，在意识的展开方面，不是退步而是进步——在心灵和社会中远离父亲的控制——进步到女性主义，与信仰的具体化以及尘世相关，而不是与“天国”相关。我们可以同意赫尔曼·舍尔兴（在《音乐的本质》中）的说法，贝多芬是“欧洲音乐的发明者”，因为他将音乐作为表达和之前的音乐不同的领域的体验的语言。音乐也许一直都在表达“体验”，但是我们可以说，巴赫代表的是“天国领域的音乐”的直觉，“宏观世界的音乐”——按照托提拉·阿尔伯特的说法，而贝多芬引入了“微观世界的音乐”——一种真正人性化的音乐，而浪漫主义继承了这一作曲方式。

之后是勃拉姆斯。

汉斯·冯·彪罗曾经幽默地说，音乐领域的“三B[1]”，巴赫是圣父，贝多芬是圣子，而勃拉姆斯是圣灵。我觉得他的说法很有道理，因为我们在巴赫的作品中可以发现，西方音乐中神的旨意的最高表达，而贝多芬通过他英雄主义的追求，表达了个人或者儿子的声音，然后勃拉姆斯给了我们“万物之母”和母爱在音乐上的无上表达。

我认为我们倾向于将音乐仅仅看成音乐，把作曲家仅仅看成音乐家，而事实是，音乐是在作曲家的心和倾听者的心之间建立的一座潜在的桥梁。

虽然，巴赫经常被看成一个开悟的人，并且是少有的“选民”之一，但是贝多芬的情况就不同了，他是一个不想向这个尘世或者天国本身（他将他的拳头指向天空中的雷，然后雷声传达到了他的耳朵里）屈服的反叛者。因为他的音乐通常被当作“纯粹音乐”来听，也就是说，一种价值全部在于抽象的美学上的完美的音乐，而极少作为与上帝亲近的声音，

1　巴赫（Bach）、贝多芬（Beethoven）、勃拉姆斯（Brahms）。——译者注

我们有必要读一下伊丽莎白·布伦塔诺引用的贝多芬的原话：

> 当我睁开眼睛的时候，我肯定会叹息，因为我所看到的与我的信仰相背，并且我必须轻视这个世界，因为它不知道音乐是比所有智慧和哲学更高级的心灵启示，是一种启发人进入新的生成过程的酒，而我是酒神巴克斯，为人类挤出这一光荣的酒，让他们在精神上喝醉。当他们再次清醒过来的时候，他们已经从大海里吸取了他们所带来的一切，所有他们可以带回陆地上的东西。我没有一个朋友，我必须独自一人生活。但是，我清楚地知道，上帝离我比离其他的艺术家更近；我不带任何恐惧地和祂交往；我总是能够认出和理解祂，并且对我的音乐没有任何担忧——它不会遭受任何厄运。那些能够理解它的人，必将从别人拖累自己的所有痛苦中解脱出来。
>
> 音乐，真正地，是理性和感性生活的调节者。
>
> 和歌德说说我吧。让他去听我的交响曲，他会说我说的是对的：在音乐中，灵魂进入知识的更高级世界——它理解人类，而人类无法理解它。

音乐家和音乐学者都知道，贝多芬的作品可以分成三个明显的时期：第一个时期，它和莫扎特和海顿类似；第二个时期，被 J.W.N. 沙利文和其他人解释为与自己的斗争的体现；第三个时期（从《第九交响曲》开始），他是最具有原创性的，传达了一个获得解放的人的幸福和兄弟之爱。那些想要从贝多芬最后阶段的意识中吸收一些东西的人，也许可以听一听他倒数第二首《弦乐四重奏》Op.132（penultimate quartet, Op. 132）中名为“痊愈者献给神的颂歌”（Song of gratitude to God by one healing）的章节。

我认为勃拉姆斯作为音乐天堂的一颗明星，毫不逊色于贝多芬和巴赫，这一理解，来自我在钢琴演奏方面的经验以及托提拉·阿尔伯特的影响，后者认为勃拉姆斯是一个容易被忽略的圣人，他天生就有自然的心理平衡的能力，而这是贝多芬经过了很长时间的努力才做到的。托提拉·阿尔伯特，就像贝多芬一样，在很多年的努力之后经历了“自我的出生”，为了向贝多芬致敬，他用语言表达了贝多芬的精神历程。这让他去发掘他称为“音乐听写”的领域——并不是他自己的解释，而是音乐结构所传达的客观内容的反映。这一听写，从贝多芬开始，让他去类似地“破译”贝多芬的继承者，而勃拉姆斯是集大成者，因此从那时起，他的工作就主要投入在勃拉姆斯身上了，因为在他身上，他看到了人类心灵中“父亲”“母亲”和“孩子”之间平衡的最成熟的表达。虽然西方音乐本身对他来说是欧洲文化戏剧艺术的最高表达，以及“三的声音”——也就是，我们三重本质或者灵魂的声音——在勃拉姆斯身上，托提拉·阿尔伯特看到了代表着从父权的不平衡到均衡的发展上的跳跃的表现，因此就像贝多芬反映了法国和其他革命，我们再次感觉到，在从贝多芬到勃拉姆斯的过渡中，也发生了意识上的革命。

就像在巴赫以国王为中心的世界，反映了在权威性的基督教之下，顺从的心灵中的某些东西，就像在贝多芬的音乐中反映了对已建立的权威的反叛，在勃拉姆斯身上，似乎对我们来说，我们听到了经典和浪漫精神的完美综合。如果巴赫是树干的话，勃拉姆斯就是树上的果实；随着我们进入创造新的音乐语言的时代，这一果实（在浪漫主义的叶子之中）将会掉落和分解。

在勃拉姆斯音乐中，不仅巴赫是隐藏的脊柱，而且贝多芬的螺旋式思维模式也是，在经验层面上，强调个体体验是贝多芬之后音乐的典型特征。勃拉姆斯的音乐，就像贝多芬的音乐一样，包含着心跳、呼吸的加速，传达了个体的具体化。难道这不是综合天赋和心智的品质的表现吗？即一种包罗万象的和谐的天赋。至少，有一点很明显，他的音乐是古典音乐中对爱最为成熟和健康的表达——这种爱既是无私的，也是父亲-母亲-孩子之间的爱的和谐交织的象征性（我和托提拉·阿尔伯特的观点一致）表达。

以这种方式思考，我自然而然地，在这一对音乐作为心理-灵性发展的陈述中，建议进一步探索勃拉姆斯。例如，我会建议把他早期的《弦乐六重奏》的第一乐章，作为对爱的冥想的“空中飞毯”——这种爱同时是性欲的、宇宙的和兄弟般的。

或者，我会建议把他的《第一钢琴协奏曲》的第二乐章，当作对话的两方（通过管弦乐和钢琴的音乐）。

然而，更为重要的是，如果你对将勃拉姆斯作为意识扩展的载体感兴趣的话，我建议你在他的作品背后寻求与创造者的心智的关联。

在他的音符之外寻找勃拉姆斯的思想，让勃拉姆斯成为你的向导——打开你的耳朵，倾听他没有用文字传达的东西。

第三部分

冥想在各种文化中的表现形式

第八章
冥想的形式

一、基督教中的冥想形式

虽然大祭司和律法师们都不接受耶稣是弥赛亚，但是在犹太教和基督教传统之间肯定存在着一种连续性，耶稣强调了这一连续性，说他来不是给予新的教义，而是将旧酒装进新酒袋里。有充分的理由相信，耶稣的门徒认为他们自己是最好的犹太人中的极少数。

摩西律法书中的“以牙还牙”通常会与基督徒的“伸出另一半脸”（耶稣自己在《登山宝训》也指出了这一差别）相比较，但是所有的宗教都劝人向善，而犹太教也深深地强调了这一点。

相比犹太和基督教传统之间的连续性来说，来自中亚和埃及的神秘主义的影响就不那么明显了，这两者都是通过耶稣本人（如果我们把东方三博士的到访和逃往埃及看作象征性的表达的话）以及通过基督教的希腊文化母体和新柏拉图主义对早期基督教施加的影响，而新柏拉图主义自身就是巴比伦和毕达哥拉斯传统的传播载体。

曾经是一名英国教士艾伦·瓦茨说过，基督教不是基督的宗教，而是关于基督的宗教。

甚至伊斯兰教都没有产生基督教在后文艺复兴时期设立的“宗教裁

判所”，一种对正统性进行审判的极其暴力的机构。在它被罗马人同化之后进行的教条主义的制度化，不仅导致几个世纪的反犹主义，而且导致对诺斯底教徒和其他“异端”少数派的迫害，中断了宗系，并最终导致西方宗教的世俗化。它还在解放运动的辩证过程中形成了某种联系，首先在文艺复兴和宗教改革时期表现出来，之后在民主的兴起中表现出来。

人们很容易认为西方比世界其他地方更深地进到“黑暗的中世纪”，然而，在我们的堕落中可能确实存在一种特殊的潜能。就像弗朗茨·韦尔弗数十年前评论的，一棵树上的花并不开在它的树干上，而是开在最小的分枝上。

在基督教的话语中经常使用的“冥想”这个词，与它的意思最接近的是“内省”。在圣伊格那丢的灵性练习中，它经常以“形象化”的含义出现，或者更确切地说，它的含义是耶稣的生活场景在想象中生动地再创造。然而，就这篇随笔中我所赋予的冥想的广义来说，我会说，基督教冥想的核心是祷告。

当我们问自己，什么是祷告，或者试图传达我们对它的理解的时候，最好不要急着下一个单一的定义，而是首先仔细思考，祷告为什么不是一个“单纯的事情”。因为在这个“单纯的事情”——朝向神——之外，祷告构成了一个广阔的世界，之所以这样说，一方面是根据它想要做的东西，另一方面是它的体验中所包含的意识状态。正如卡德卢博夫斯基和帕尔默对信仰的评论：

这样一种灵性生活的表现，还有它启示于其中的领域的丰富性，与日常生活的表现相比，在丰富度和多样性上面也毫不逊色。如果有可能清楚地理解和描述所有发生于其中的事情：恶意的攻击和诱惑，挣扎和胜利，崩塌和恢复，出生和灵性生活的各种表现的强化，整体进展的程度以及与这些程度相应的心智和心灵状态，优雅和自由的所有事物之间的互动，感觉上帝离自己近或者远，对上帝对所有人的保佑感知以及每个人向上帝之手的最终和必然的臣服，放弃自己所有的活动的方式，连同一个持续和强烈的活动——如果所有这些，我们重复在做的，以及很多代表着上帝真正生活的不可分割的部分的其他事物，可以被清楚明白地描述出来，它将会给出一幅既有吸引力又有启发性的图景——就像是环游世界一样。

让我们通过考查主祷文来看看祷告的一些维度，因为主祷文是基督教世界的核心信条：

“我们在天上的父”是召唤，或者祈求。“愿人都尊你的名为圣”是尊敬，崇拜。“愿你的国降临”是想要获得恩赐的简洁表达，也包含一种臣服于天上的王的姿态。

说“愿你的旨意行在地上”明显是臣服，余下的陈述，“如同行在天上”，暗含着对这个世界的爱意。

在“免我们的债，如同我们免了人的债……”的表述中，不仅是请求原谅，而且自己也去原谅——通过刻意放弃憎恨和恶意来让自己充满爱意的一种举动——因此形成了一种朝向“爱邻舍如同爱自己一样”的内在功课。

“我们日用的饮食，今日赐给我们”是在请求恩赐，还有：

“不要让我们陷于试探，救我们脱离那恶者”可以理解成，不是想要免除生活中必不可少的道德选择，而是祈求在那样的情况下得到神的帮助——因此是一种期待神的出现的举动，一种当诱惑出现时记住上帝的意图。

现在让我聚焦于祷告的一些更加普遍的面向。

我们可以说，在最为简单的层面上，祷告是记住上帝，召唤神的出现。这反过来可以看作一种神圣化的举动。祈祷也许可以看作一种更为激烈的召唤神的举动，以及一种对意志更加强烈的聚焦。

确实可以说祷告是将注意力集中在神上面，但是把对上帝的爱看成这个过程中一个纯粹附属的激励因素就错了——因为爱不仅是一个载体也是这项神秘努力的终点。

因此，在虔诚的祷告中，对爱的强化是重中之重。反过来，这种对爱的强化根据所选择的指导形象（例如，对威严的神圣父亲略带一点敬畏的爱，或者将神人格化为圣母玛利亚从而激起充满爱的接纳）而可以有不同的追求路径，或者根据不同的情感姿态——比如感激、赞颂或者崇拜。就像密宗传统谈到爱的层次的时候说，神依次以父亲、母亲、儿童、朋友和爱人的形象来接近我们，圣伯纳德通过三个吻的形象来谈论基督的爱的程度——吻在脚上、吻在手上和吻在嘴上。

一般来说，虽然臣服是与宗教体验密不可分的，但是臣服也可以在祷告的某些形式或者时刻中得到强调，尤其是以步入一种神灵感应和神灵引导的生活的练习而存在。这本身很难与作为创造性想象——也就是沉思神灵感应的成果——的祷告区分开，以及，在这个词更为广泛的意义上，作为天启的祷告。

在以上所有内容中暗含的，但是值得单独拿出来讨论和强调的，是关系位于祷告的核心这一观点。因为神是以人的形象唤起的，我们可以说祷告中虽然不断地在祈求，但明显是“对话式的”。我听说，当有人问布伯他是否信上帝的时候，他回答说，如果信意味着认为上帝存在，那么他不知道，但是如果信意味着可以与祂对话，那么他一定是信的。布伯的关系哲学可以丰富我们在这一点上的理解，因为它邀请我们在这个词更加普遍的意义上来识别真正的关系。因此，我们生活中大部分的人际关系，甚至了无生气的祷告，用布伯的术语来说，其特征都是涉及“我和它”而不是“我和你”之间的关系。反之，真正的关系涉及将他人体验为主体而不是客体的能力，而布伯的论点是，与它建立关系的我，和与你建立关系的我并不是同一类的。因此，成功地唤起神圣的“你”，也就是，神圣人格，可以让我们靠近更加伟大的我，我们自身的人格。

我们也可以把祷告说成是仪式，因为传统的祷告涉及信条，它们相当于编成法典的心智指南，涵盖范围广泛的内化了的行为及其后果。在这些行为中，尤其重要的是感恩和忏悔的表达，并且在传统的序列或者元素的组合中，最为重要准则是，同时在心智中囊括忏悔和恳求上帝的宽恕，或者是不断深化忏悔和对上帝宽恕的恳求，并且在两者之间快速切换。这就是来源于埃及沙漠教父的“心的祷告”准则，并且是静修士传统[1]的核心。

“心的祷告”这个表达，指的是这是一个没有语言的祷告，其中心智是与心灵统一的，也就是说，“心智理解并且清楚地看到语言所说的话，而心灵感受到心智所想的东西”。

除了既关注祷告的心理层面又关注情感层面，静修士传统力图让心的祷告持续不断，并且认识到，在经历了“艰苦的”祷告（当我们争取它的时候）之后，祷告也许会变成“自我鞭策的”。

1 14世纪阿陀斯山僧侣创建该神秘主义教派。——译者注

> 当圣灵居住在人之内的时候，他不会停止祷告，因为圣灵会一直在他里面祷告。那么，不管是他在睡觉还是他醒着，祷告都不会与他的灵魂断绝联系；但是当他吃喝的时候，当他躺下或者他做任何工作的时候，即使他沉睡着，祷告的气息也会在他的心灵中自发地呼吸。

在《祷告的艺术》的前言中卡尔利斯托斯告诉我们，"'主耶稣基督，永生上帝的儿子，求您怜悯我'这句话，只是工具而不是这份功课的精髓，但是它们是非常强大而有效的工具。主耶稣之名会让我们救赎的敌人恐惧，并且会保佑所有寻求祂的人。"

让意志更加专注涉及一种我们可以定义为专注于神的祷告。正是心智在上帝上的专注让心智处在沉思状态的寂静之中。宗教性的渴望在这个过程中起到了激励因素的作用。

静观祈祷

在静修士传统中，不要让任何观念或者幻想挡在祷告的人和上帝之间的建议，把我们带向了静观祈祷的领域。不同的神秘主义者用不同的方式对静观祈祷中的阶段进行了分类，但我同意伊芙琳·昂德希尔的提议，那就是在它的发展中我们可以将它划分成三个基本阶段：转向内在远离世界的阶段，内在寂静的阶段，以及沉思本身。在这个阶梯比较低的一端，最明显的是自觉的训练的元素，而在沉思本身中，最为显著的是灵魂对于体验的展开。

"在每一个意识水平上，所有的正确地看和听的条件，并不在于使感觉变得更加敏锐，而在于整个人格的特殊态度"，昂德希尔说，"在一种忘我的专注中，一种深深的精力集中，一种自我融合，引起一种看者和被视物之间真正的交流——用一个词来表达就是在沉思中。”为了说明，她提出了下面的练习：

> 然后，看这个你所选择的东西。刻意而又平静地拒绝这个世界无数其他面向所传递的信息，因此，将你所有的注意力都集中在这个充满深情的观看之上，所有其他的东西都排除在意识领域之外。不要思考，但是好像是要把你的人格都放在它上面：让你的灵魂成为你的眼睛。几乎同时，这个新的感知方法会揭露出外部世界中没有得到注意的品质。首先，你会感觉到你自己的一种陌生而深刻的安宁；我们焦躁不安的心理时间的放缓。下一步，你会察觉到一种提升了的重要性，你所注视的东西增加了存在感。随着你，用你的所有意识，朝着它探出来，一个回应的流会与你相遇。似乎在它的生命和你自己之间，主体和客体之间的障碍，消融了。在一个真正沟通的行动中，你与它融为一体——你知道它的存在的秘密，深深地并且难以遗忘，但是以一种你永远都别想去表达的方式。

回忆

对自然的沉思有着它的物质感知体验，“对圣灵的沉思，对于那边练习它的人来说，似乎需要刻意拒绝来自感知的信息，‘向内求’或者我们能力的‘内省性’，一趟‘朝向中心的旅程’。他们说，上帝的国度，就在你心里：那么，在灵魂最幽深的住处去寻找它。神秘主义者必须学着像这样，将他所有的能力，他的整个自我，集中在看不见摸不着的东西上面，以至于忘掉了所有可见的东西——将它如此清晰地聚焦以至于其他所有东西都模糊了。他必须通过刻意运用意志来召集他散乱的能力，清空他被意象充斥、思绪乱飞的头脑。用神秘主义的话来说，他必须‘沉入他的虚无之中——沉入永远空白的地方，那里是聪明的理智所无法到达的’。”

《忠于上帝》的作者说，要“靠近上帝，就是要进入一个人的自我。对于向内进入并立即穿透他自己的人来说，就可以超越他自身，真正接近上帝”。

用伯麦的话来说：“如果你想要在你的灵魂中看到上帝的光辉，并且被神启发和指导，这是你可以走的捷径；不要让你灵魂的眼睛进入物质，或者将它用任何物质填满，不管是在天堂还是在尘世，而是让它通过纯洁的信仰进入圣像的光辉之中。”

静心

当自我向外在的世界关上大门，停留在安静的默想之中，昂德希尔接着说，在努力争取全部注意力的地方，而全部注意力集中之处就标志着回忆的开始，现在有“一种活的、以某种方式自我行动的关于上帝的回忆，他的平安、力量和同在，正在这朵精神芬芳的玫瑰之中”。

在她的写作中，她将平静看成整个神秘追求的标志：“从做变成同在，为了绝对生命的利益而放弃分离”，并且她把《宁静的祈祷》分为两个方面。将匮乏或者空虚作为开始，然后是找到了某个东西，“某种无处不在的东西，但是又看不见，就像阳光一样”——虽然它承认某些神秘主义者，比如埃克哈特，宁可强调空无，甚至在他谈到默祷的更深层阶段的时候，他会谈到“神圣黑暗”或者“狂喜般的丧失”。然而，就算是埃克哈特，在他看来默祷是一种状态，其中人类的灵魂与它的“根基”，也就是“纯洁的存在”统一在了一起。《未知之云》这本书不知名字的作者，在谈到这种静心祷告的时候说，“不要想太多关于你自己的，多想想上帝。你能够进入这个功课和生活的最好和最高贵的方式就是保持默想，让上帝说话和起作用。”

默祷

莫顿将真正的默祷，也就是“灌注的默祷”，定义为“对上帝的一种超自然的爱和认知，简单又晦涩，由祂从灵魂的顶端注入，让人与祂有一个直接和经验性的接触。”

在描述祷告的程度的时候，昂德希尔写道：“在回忆的准备过程中，任性的心智被收服。在‘静心’中饥渴的意志安静下来了，‘想象的车轮’停了下来。在默祷中，心终于达到了它自身——心与心对话。”

虽然默祷最显著的一面是它的无法言说性，但是这里有一些经典的证据。

奥古斯丁在他的《忏悔录》中说：“我的心灵在惊心动魄的一瞥中，得见‘绝对存在’——存在本身。”5世纪的狄奥尼修斯[1]，在他的《神秘神学》中写道，“我建议你，在专心练习神秘的默祷时，丢掉一切感知到的和理解到的东西，丢掉一切可以知觉的和可以理解的事物及一切存在

1　五六世纪一个不知名的作家，可能是叙利亚人，是基督教新柏拉图主义的希腊神学家，作品极具影响力。此人留下的作品共有四篇论文，以及十封写给使徒时代之人的信（信中亦提及一些其他已然失传的作品）。《神秘神学》（包利民译）讨论人透过正面与反面的途径，以达到神人契合的神秘经验。此段译文来自包利民译本，略有改动。——译者注

物与非存在物；把你的理解力也放在一边；然后，尽你的一切力量向上努力，争取与那超出一切存在和知识者合一。通过对你自身和万物的全部彻底的抛弃：扔掉一切并从一切之中解放出来，你将被提升到那在一切存在物之上的神圣幽暗者的光芒之中。”

阿奎那谈及默祷的时候，将它看成一种通过智慧之光感知到神性的状态，而智慧之光是圣灵的第一个礼物：“智慧的礼物是对信条的一个（可以说是）神性的和（似乎就是）清楚的沉思，这个信条（似乎就是）在面纱之下按照人类的方式由信仰所持有。”

圣弗朗西斯·赛尔斯的描述强调融化或者溶解的体验：“当他说话的时候我的心融化了（圣歌 v.6）。就像融化的香油一样不再坚固或者坚硬，神让祂自己经过或者流入祂之所爱：祂不是通过突然的飞跃跳出祂自身，也不是通过连接物或者联轴器连接，而是温柔地滑动，就像流动的液体，进入祂所爱的神性之中。”

然而，对帕斯卡来说，1654 年 9 月神的显现降临在他身上的时候，这个显现的性质不是水而是火。在他死后，在一张缝在他紧身上衣衬里的羊皮纸碎片上，他画了一个燃烧的十字架，还写着：

火
亚伯拉罕的神，以撒的神和雅各的神，
不是哲学家和学者的。
确信。喜乐。确信。情感。一瞥。喜乐。
世界被遗忘，一切，除了神。
世人未曾认识你，我却认识你。
喜乐！喜乐！喜乐！喜乐的眼泪。

我的上帝，你会离我而去吗？
让我永远也不离开你。

与意识从外到内的转变相关，乌拉科恩主教写道：“上帝无处不在，但并不是在我们的每个地方。在整个宇宙中，上帝只有一个点与我们沟通，那就是我们自己灵魂的中心。”奥古斯汀·贝克也用雄鹰飞翔的隐喻，指出了在冥想体验中安静和行动的矛盾统一：“就像一只鹰的翱翔，当已经快速并且持续地飞翔了很长一段距离后，带着十足的沉静、安宁和轻松，翅膀不会有任何扇动，身体也不用什么力，处在一种舒适和静止之中，就像在它的鸟巢中休息一样。”

圣餐礼

当然，基督教冥想（在这个词最宽泛的意义上）的关键是圣餐礼。通过圣子，通过一个重新创造的圣餐行为，通过象征中介的一个通神行为，与圣父沟通。但是，要加一句，不仅仅用酒和饼象征着基督，而且在它们中显现。（理应认为，我们看待这个象征，不仅作为一个理性的对象，而且作为一个载体。）

在圣餐礼中，基督是通过什么象征的？在表面意义上，是通过人造的营养品——因为饼和酒都不是地球上的天然产物，而是一个转化过程的终产品。然后，我们与酵母和发酵融为一体，这两者都摧毁了果汁的新鲜，并给它一个新的味道和令人陶醉的魅力。圣餐中的酒，从犹太人的谢饭祷告中继承而来，当然也有将日常意识臣服或者溶解成一种海洋般的神秘含义。如果我们解码“饼”和“酒”，那么，我们可以找到完成转化的个人的参照，这个人是完美的，就像麦子，被粉碎然后重新组合：

宇宙的基督响应了人类内在的基督本性。

二、犹太教中的冥想形式

假如文明是从美索不达米亚传播开来的假说成立，那我们就必须把苏美尔人的灵性生活看作各种宗教的根源。《圣经》中称亚伯拉罕来自迦勒底，其他一些《圣经》文本说他来自苏美尔地区，便说明了犹太教与美索不达米亚来源之间的传承连续性，我也认为将历史转化为神话的这种技艺就是出现在苏美尔地区的。若不想低估或质疑《圣经·旧约》中圣史（即神或与神相关的编年史）的理念，就可以将其视为对历史的详述，也便可从非字面的层次去解读其中的叙事。

犹太诺斯底教的兴起与卡巴拉的形成相伴，后者可较之于印度仪式性宗教兴起之后形成的吠檀多。卡巴拉遗产是在犹太人被西班牙驱逐后不久兴盛于东欧的哈西德主义运动中一个不可分割的部分，在某种意义上可较之与基督教文化中的新教革命。新教将基督教带离了对古老正统观念的过度忠诚，而我们也可以说，在犹太灵性生活中，哈西德主义运动代表着对独裁的过分严肃性的解放——不过它并没有反对任何外在的权威，也并不是对教义的改革。它代表的是对自发性与欢乐的狂欢式回归，这种自发性与欢乐带有对生命的肯定，与传统超验主义中否定生命的一面形成了对比——而这种对生命的否定疑似是受到了文化中反生命与反性爱力量的侵染。

有人断言，卡巴拉主义运动在中世纪西班牙的诞生和苏菲主义黄金时代犹太人与阿拉伯人密切接触时期的苏菲主义影响有关，分别出现在苏菲主义与卡巴拉中的两种基本灵知符号——九重“九型人格”与十重生命树（也以三和七的象征为基础）——之间的密切近似性也进一步说明了这一点，十重生命树本身也是对亚述生命树的响应。

学习《妥拉》

尽管“学习”一词更容易让人想到一种知性而非冥想的过程，但对文本的研习与默祷之间的界限却是模糊的。这一界限模糊得足以将“学习妥拉”纳入这本对冥想形式的调研之中。犹太人的宗教文献中有着丰富的注释，人们普遍认为这些注释反映了注释者的精神高度，它们在这一方面可媲美于印度教圣典文献或经的注释。

祈祷与祝福

基督教祈祷的传统起源于犹太教，在它们之中也可以辨识出一些相同的元素：顺服神的旨意、思考上帝各种形式的爱、向神祈求怜悯与祝福、赎罪等，还包括个人与神之间无穷多种可能的对话。

向神祈求祝福不仅限于祈祷之中：向神祈求祝福不仅是祈祷活动的实质部分，也是围绕着圣餐礼、安息日和节日燃点蜡烛、会见圣者、超验体验等活动进行的宗教仪式中的一部分。既然这就是为获得祝福而进行的神圣活动的本质，那就可以说传统上这种对祝福的强调代表着一种含蓄的建议，建议人们去认同造物主，或起码也要认同一个似神的原型——如《创世纪》所述，我们便是根据这个原型被造出来的。

默想

在各种宗教传统中，默想神的话语都是祈祷中一个固有的方面，这在犹太教里尤为显著。卢布林的萨多克·哈·科恩拉比说：“整部《妥拉》

的精髓就是默想上帝；剩下的则只有针对各种时候、各种地方和各种情况所提出的无数告诫人们如何默想的建议。”伊扎克·布克斯鲍姆在他《犹太灵修实践》中的相应篇章里进一步引用了哈·科恩拉比的言论：“发生在一个人身上的所有事和他所看到的所有被造物都在提醒这个人——是有一个造物主的。”

帮助人们默想的方法有将上帝的名字置于视野之内、反复念诵《圣经》上的句子、反复祈神赐福、反复赞美。即便是为我们的需要所做的祈祷也是灵修默想的一种手段。在冥想的情况下（区别于日常生活状态），专门的默想会让人潜心追求对神性持续不断的专注——就像静修派[1]的传统：“你应当一直记住上帝的爱与仁慈，这样你的头脑就一分钟也不会从他身上转移，你也应时时刻刻想象自己站在他的面前服侍他”（Beit Middot quoted in Buxbaum）。

关于合一与圣显

默想上帝无异于让上帝总活在一个人的内心或让这个人与上帝合一，不过“与上帝合一”（依附）和圣显（将上帝摆在一个人面前）却各自被视为独立的诫命，即戒律、目标或（当今美国的）两种灵修术。

与提出“心灵之本分”的伊本·帕库达相呼应，扎尔曼·沙赫特将合一与圣显称为“意识之诫命”，因为这两样都不需要任何其他的动作。沙赫特在《通往心灵之门》中写道：

1　静修（Hesychasm）是基督教东正教的一种神秘主义传统灵修方式。——译者注我们仅凭卡梵纳[1]既可实现的诫命之一便是依附，“U Ledavka bo”——“亦黏附于上帝”。还有一种则是圣显，“Shiviti hashem lenegdi tamid”——“我将耶和华常摆在我面前。”

问：我如何能够遇见上帝?

如果我想要到达上帝所在之地，我会先问自己一个问题：什么是卡梵纳?

卡梵纳通常被译作“意图”，但它却更像我在驱车前往某个地方。而“方向”，我驱车前往的方向，我的用意所在，才恰是卡梵纳。它是对意图的一种澄清。

问：这个卡梵纳，这个意图，是我日常生活中的事物，还是只能为祈祷而存在?

让我向你解释卡梵纳的功能。卡梵纳的意思是意图。

我们的意图总是自由的。没有任何东西可以阻碍你的意欲。即使整个世界都在迫使你以一种方式行动，你还总是可以“意欲”你想要的任何事物。譬如你坐在牙医的椅子上。他在钻你的牙，你感到一阵刺痛，但是你却可以把这痛苦当成一份爱的奉献去“想要”它。

你意欲为上帝而受苦，边把这痛苦的一刻奉献给祂。你可以这样说：“万有之主！——你和你的万有都是好的。所有一切都充满了

1 “Kavanah”意思是犹太教祈祷过程中“意愿与情感的投入”。“Kavvanah”一词则来源于一个古老的动词词根，也出现在主语或宾语为“心”的情况下。它意为“指向、准备、树立”，是对头脑、心灵、意愿的指向。——译者注

你的慈悲与善意，我感受到的痛苦也是。我无法奉献给你别的任何祭品。请接受这一刻的痛苦，将它作为我献给你的爱。”

或者你从事着日复一日的劳作。你做着你不得不做的事情，你也要如此意欲：“律法与秩序的上帝。你已为人类定下了工作。我意欲通过做这工作来实现你的意愿。我希望借此行动忠实于你。”

或你在旅行并为之消耗着时间。你要在头脑中倚向他并向他眨眼，如同这样说：“亲爱的吾父吾母，我享受着你的存在！车轮的律动、飞逝的景色，都不是别的而正是你。你包含着我与我的车子。我愿悉心旅行，因这便是你所愿。我谨慎我的出行与归程。我在你里面则安然无忧。”

问：祈祷中的卡梵纳是怎样的？

如果我祈祷是为了卸下肩上的担子，或为了履行义务，那我的意图就很明显，即根据这种意图“持守戒律”，勤勉尽责，因此我会匆匆行事，很快完成它。

几乎没有人会承认这便是他们的意图，但事实是这常常就是他们的意图，他们的意图就是“持守戒律”。好吧，当你说“去持守戒律”的时候，意思就是“去完成一个人的责任”，但希伯来格言说的却是：“要想从责任的束缚中解脱出来”就要“持守‘Chovato’”。这句话的意思就像我在玩捉人游戏，当结束的时候我也就完成了它。现在真相便是，我能提供的只有用来持守戒律的这些日子。

但是，当我开始对自己说“这是否真的是你的意图”时，我便却步了。我耻于说这话。于是我就会说，“不，我的意图是与神合一。”

我们仅凭卡梵纳既可实现的诫命之一便是合一，“亦与上帝合一”。还有一种则是圣显，“我将耶和华常摆在我面前。”

合一是敬虔生活中的主要工作与状态。它是圣显的另一面，这二者均可助益对方的实现。

哈西德主义创始人拜什特，以色列人巴尔·谢姆·托夫，常把依附说成三元组中的一元，这三元组即谦卑、喜乐与合一。

这三者我们都可以通过卡梵纳来实现。它们都不需要任何的肢体动作。

依附是顺服上帝、同上帝同工、“与上帝合一”“与朋友紧密依附”。

如果我想要把某件被打碎的东西拿来，在上面涂上万能胶并把碎片粘在一起，它们就会重新变成一整个。所以与上帝“合一”也可以说成是“黏附于上帝”。“我将耶和华常摆在我面前”，就是几乎将所有的现实事物都视为神圣者。

问：我明白这些定义，但你该如何做到它们?

那就让我们从“与上帝合一”开始吧。就本体论而言，我总是处于合一状态的；如果不是上帝造了我，我又如何能够存在？所以对于本体而言并不缺乏合一。但我在心理上却并不总是处于合一状态。合一是要确认一个人总能意识到一种感恩的状态。

合一就是确认：我在此，我并非孤立。因此礼拜仪式要伴随着这样一种精彩的练习，练习“并无二者”，我并非孤立。所以进入“并无二者”之境便是合一之中的第一种深刻联系。

礼拜的创造

犹太人传统的特色——也是该传统对“宗教之术”所贡献的一样独特珍宝——便是他们的礼拜，即为祈祷和圣礼活动设计的有规范的固定程式——比如晨祷、午祷和晚祷，或守安息日。如人们广泛所知，安息日不仅是祈祷的时间，也是休息的时间，可供人持守最重要的犹太宗教戒律，纪念犹太创世神话中所述的创世六日之后的休息日。

安息日不仅是用来默想神话语的日子，也是灵修的日子，但不可用于人际的亲善、享乐、娱乐甚至是性。沙赫特拉比在《未来残卷》中把安息日说成是一套最好通过非语言形式而非书面形式学习的综合活动，还提出要正确守安息日还需学习一种被遗忘的语言：

> 哪怕我们只认识那种语言的词汇表也好！
>
> 让我们试着教你一些与安息日有关的肢体希伯来语或肢体意第绪语。
>
> 我们要学习的这种语言富于感情和动人的意象。它是本体感受性的，而非概念性或逻辑性的。它并不指向外在的对象。它不是一种用于理性分析的语言，而是用于我们的想象的语言，它要被翻译成肌肉的反应。我们在使用这种语言时必须要用到拟人观。在这种语言中，上帝是一个男人，慈祥如父，威严如君；而安息日是一位新娘、一个女人、一位皇后，极符合母性的理想。
>
> 尽管我们并没有把我们的投射具体化，而作为王的上帝和作为后的安息日却仍是真实的象征，活生生且呼之欲出的象征，我们并不是在暗示我们的理性不足。人类的理性并不弱，还很强。它是上帝赐予我们的最伟大的礼物。但理性无法知觉我们的经验语言，而

现在我们必须掌握这种语言才得以进入安息日。譬如，就像卡夫卡的短篇小说《在法的门前》(收录于长篇小说《审判》)中的那个男人，我们也可能被判在那扇门前——那扇我们自己的大门之前——度过一生，若不掌握这门我称之为肢体希伯来语或肢体意第绪语的语言，将永远入不得法门。

在这种语言中，工作日是男性化的，或至少我们对工作日的反应是男性化的，就连女性对其工作日的反应也是男性化的。在一周之中，我们耕种土地，我们掌管我们的力量。随后安息日到来，我们便变得女性化了。我们接受，我们构想，我们孕育超凡的灵魂，我们也生出一种温柔。

不过，他的确对“安息日的意识”给出了一些专门的建议：

1. 工作要尽责。这是一种准备。头脑中必须充满紧迫感。马上就到安息日了！要在有限的时间内做好自己的本职工作。中午不要吃饱，以便激发饥饿感而不仅是食欲。根据我们一些灵性书籍的作者所说，努力工作远比几个斋戒日的净化作用大得多，因为通过这种肌肉用力的活动，整个身体都会投入对上帝的尊崇。

2. 打扫房屋，即便房屋已经洁净或几乎没什么可整理的也要打扫。为庆祝安息日而沐浴、刮脸或理发。在此之前，如果可以，要在湖水或池水洗身体。

3. 现在有意地减缓步调。缓缓哼一支曲调。换你的衣服，选些你特意为安息日准备的衣服。为施舍准备出一些钱，在安息日点灯之前将其投入慈善箱。

4. 在礼拜堂内或户外独坐，不要讲话。为一周赎罪。把这一周发生的事在头脑中过一遍。从坏事到好事，把坏事呈到上帝面前并请求宽恕。如果在这一周内你还对谁动过怒，找到他，请求他原谅，与上帝和人和解。深呼吸，回忆更多的事情，将意识集中于副交感神经。小心地将你的感觉切换到安息日的情绪，带上一种诸如“噢，多喜悦，我活着”的感觉。练习赫施尔教授所说的“大惊”。

5.点起蜡烛，研习《妥拉》。如果某个特定的历史人物特别激起了你的兴趣，就邀他或她成为你的心灵在安息日的客人。

6.采用非工作日的讲话规则，不寒暄，不讲“漂亮话”。如果可能，改用希伯来语。弗朗茨·罗森茨魏希认为“非工作日讲话”的做法对安息日特别有益。

7.参加礼拜仪式时早一点到，在礼拜之前先祈求获得在礼拜中侍奉上帝的能力。

8.礼拜——参与——响应——大声朗读而非默念。

向祂致意。在安静的时刻保持被动，不要强迫自己在安息日进入任何特定的冥想状态。你可以在工作日做这件事。允许仪式成为你的借口；向它让步，把能量花在圣咏上，花在诵读上，花在默想上。

9.意欲进入教士的吉都什，为上帝庇佑的创造提供证词。从安息日之母的手中饮下作为特别礼物的葡萄酒。当你在桌边就座时，清洗双手并在祝谢之后吃白面包卷。先把白面包卷在盐中蘸过，把这次进食当作诫命，当作神圣的行为去品味。进食时尽量不要说话，除非是与安息日、《妥拉》和祈祷有关的。

缓慢亲切地歌唱；不要喊叫，也不要做好斗或手舞足蹈之举。进餐时要有意表现得如同向上帝献祭矿物、动物和植物的祭司一般。想象并把你自己当成祭牲、宴席、祭坛。通过缓慢咀嚼去享受食物，为上帝赐予躯体的愉悦感而感恩。

10. 咏唱一些祈祷书中的圣餐礼歌。用餐后缓慢且心怀感激地背诵感恩祈祷词。念清餐后祷告的所有词句。与友人一起安静地稍作散步。

11. 傍晚完全结束时，念你的寝前祷告。念过“交在你手里”之后，直到次日早晨醒来前，都不要再讲话。为至此而止的安息日在你的头脑中感谢上帝。安宁下来放松地睡眠，自始至终意识到你正依托在“永恒的臂膀”之中。

我一直把安息日首先理解为培养宁静的时光，偶尔也会谈谈自我追求的激动和日常生活中对无为精神的追求与间歇性休息之间的精神关联，因为在我看来，对至高无上者与教义之精妙的爱会在头脑中产生一些自然而然的倾向，使其不为世俗或世故蛊惑，而把自己交给它们的时候，又会强化无为的精神。不过，当我最近在耶路撒冷的一次集会上把安息日说成实践无为的时光时，有人评论说这简直跟大多数人在节期抱持的态度都不相符，大多数人所抱持的态度是顺从、一心一意且极富使命感。我提出如果宗教节期的精神已经部分丧失了，那将其恢复就愈加重要了。

除了言语性的礼仪与休息，非言语性的礼仪也是犹太人的一项显著传统，这些非言语性礼仪与仪式上言语和其他微妙的细节交织在一起，比如葡萄酒与面包，礼仪餐，逾越节家宴上对休息和放松的强调，站立的祈祷者的摇摆动作或感召性的行为（比如在住棚节期间离开房屋住在帐篷里），或对身体的意识（比如佩戴经文护符匣的做法）。

经文护符匣是仪式用的方形匣子，里面装着写有经文片段的小卷轴——这使得经匣成了神圣的法器。在祈祷或冥想期间，将一个匣子戴在前额，另一个戴在左臂二头肌的位置。每个匣子都配着皮带，好让人们在祈祷和活动期间把注意力集中到躯体的特定部位。戴在头上的匣子，用皮带像王冠一样套在头上的，两端系成结，用来让佩戴者想起他的枕骨底部。戴在臂上的匣子，用皮带沿着手臂绑缚七圈，再在手上绑三圈——如此一来手掌上的三道就形成了神圣的单词“shin”。

尽管我不了解与能量在体内流动相关的详细犹太教义，但我不会怀疑通过佩戴经文护符匣来提升祈祷者的做法是充分意识到这件事的重要性才采用的，这样做就意味着在传统中纳入了坦特罗密教的成分。

犹太人关于圣历——包括其庄严欢乐的节日——的概念表现了极其丰富的礼仪创造性。这些节日中的第一个——岁首节——就包含着对上帝作为以色列王的确认。它不仅像古代宣告世俗君王的君权那样再次宣告了上帝的君权，仪式的形式也模仿了登基典礼的模式。形象化是礼仪的一个部分，形象化也让人想到了身体意识的一些特定焦点。形象化的新年礼仪中包含向上帝献上以色列祈祷者制作的王冠一项。

我们可以说，在王冠和王座的形象中具有一种真正的精神唤起潜力，它超越了传统的能在人头脑中明确唤起的对君主权威的意识。在一些精神传统上，人们知道王冠、王座与崇高意识的超验内在形式之间的固有关系，因此我想我们可以肯定，这一传统的创始人就是那些给我们留下法老头上的蛇形标记、佛像与圣徒的头上的光环这类标志的人。戴王冠当然会唤起与头顶脉轮活动相伴随的身体感觉，而加冕的整个仪式则会让前额和头顶都参与其中。可以说王座（可类比佛像的莲花底座）的情况也有些相似：如果王冠让头部膨胀，那王座也会让骨盆做相同的事情。我们可以说王冠与王座唤起了一个人向上、向下两个方向充分生长的状态，我们也可以说，在肌肉深度放松达到我们尾椎底部的过程中，将气息运至头顶和盆底（及足部）的过程就像身体对精神上的生产过程的呼应。我们真的从我们的头顶诞生了，而且我们也通过骨盆的底部将自己生了出来。可以想象，就像坦特罗宗教知道精神满足与“光体”满足之间的对应关系一样，犹太教仪式的创立者也知道膨胀的意识与身体之间的关系。

虽然犹太教强调造物主与被创造的人类之间的距离，以至于以神自居的行为也被当作傲慢加以禁止，但在造物主形象中被图案化的教义则在卡巴拉的中心符号上得到了呼应：质点树或生命树——通过向下的品阶梯形成的流溢和连续的神性的化身。把树叠加在人体上也表明了可与远东传统相媲美的身体神圣化的知识。

默祷与自我隔离

在犹太宗教史上，卡巴拉主义运动的兴盛也一并带起了对冥想的重视，这并不足为奇。

在冥想构成体验证实精神真理的程度上，我们无法在冥想与灵知的领域之间划出一条清晰的界线（换句话说，这两个领域也就是学习的领域与深刻领会我们所学的领域）。因此我们可以说，在卡巴拉的支持下，人们越来越重视研习精神教义——沉思——而冥想体验反过来也强化了卡巴拉主义的外显化过程。

和经典的佛教一样，卡巴拉也提出了 40 个冥想对象，这些对象的选择体现了一种智慧，它体现出了一种优势，即什么东西都可以引发冥想，因此它对冥想体验的重要贡献在于质点或神性的流溢路线及其相互关系的制定。

在这里，我们可以谈一种实用的技艺，是通过一座自然的梯子把心灵从一种默祷带入另一种默祷，把它从一个深度带到一个更深的地方。我想我们可以把这比作音乐。对于受过启蒙的耳朵，任何声音都是神的表达。不过耳朵与心灵协调得越差，要唤起精神体验所需的声音或声音组合就越特定。音乐就是这样的。伟大的音乐甚至可以对相对比较聋的耳朵说话。音乐有种力量，可以在我们不主动接触它的情况下向我们传达特别的意义。

我想，就像贝多芬说的，他的音乐是心灵与心灵的交流，伟大的卡巴拉主义者也是艺术家，他们发自内心地默祷，可以通过复制封在象征性的装束之内的原始体验来服务他人。与默祷一词所暗示的更深沉的意识层次相对，这个词的词根却传达了一种与外部世界脱离的含义——就像是基督教里的“冥想”。阿里耶·卡普兰告诉我们，本·西纳撰写了许多关于自我隔离的著作，还说“他在一个念头特别难的时候，会把精力集中在这个念头上默想它，常常还会喝一杯烈酒，好让自己带着这个念头睡去。”

在卡巴拉主义传统上，非常重视对圣名的冥想，也很重视对字母表上字母的冥想——有点像梵文传统上语音象征，但却与之不同，卡巴拉主义强调的不是发声，我们发现它强调的是字母与字母组合的形象化，他们也同样重视数字的象征关联。

对字母进行冥想的最伟大的权威可能是阿布拉菲亚，他生活在13世纪，在犹太教与苏菲主义传统上都是一位伟大的天才。尽管我不知道当今还有哪位犹太人在实践阿布拉菲亚的方法[1]，但如果不引用他的著作

1　13世纪的时候，犹太民族的一个神秘人物亚伯拉罕·阿布拉菲亚，他发明了一套方法，即做出一些动作，配合呼吸、祈祷和一些仪式，其中一些头部的动作，配合你念一个神的名字，当你念第一个字母的时候，你的头要往天上看，当念第二个字母的时候，脖子要先往后动再往前动一下。——译者注

《智慧之光》就无法完成这篇对犹太冥想的论述，我引用的是卡普兰的译本。总体而言，阿布拉菲亚的方法是把上帝之名的四个字母与“Aleph”[1]和五个元音组合在一起发音。

> 已知辅音字母本身没有读音。因此上帝赋予嘴巴表达字母的力量，让人把书中的字母念出来。为了实现这一目的，他给这些字母配上了元音，表示把书上这些字母用嘴念出来时应该如何表达。这些元音能让字母变得可以发音，它们也可以以书面的形式写出来。这些声音的震动必定也与空间有关。若不在确定的时间与地方就无法发生震动。空间的要素是维度与距离。时间的要素是周期，不过是有节奏的。时间可以分成年、月和日。因此一个人必须知道如何发出每个字母的声音，因为它是与这些维度相关的。这就是如何发音读出圣名的秘密。让你自己正确发音吧。在一个特定的地方冥想（自我隔离），去一个没有人听得到你的声音的地方去。净化你的心，还有世界上一切其他思想的精神。用全部的时间想象，想象你的灵魂与你的身体分离，你正把物理世界抛在身后，于是你将进入未来世界，那里是分配给生者的一切生命的来源。
>
> 未来世界是智力，是全部智慧、理解与知识的源泉，这些智慧、理解和知识全部源自万王之王，被祝福的至圣者。所有人都带着极大的敬畏惧怕祂。这是一个人实际感知的恐惧，祂会使刚刚体验过爱或敬畏的人的恐惧加倍。然后你的头脑就必须加入祂的头脑，是

1 “א”是希伯来语字母表上第一个字母，拉丁拼写为“Aleph”，神秘哲学家认为它意为“要学会说真话”。——译者注

祂给了你思考的能力。你的头脑中必须摒除祂的想法之外的一些想法。祂会变得像一个伙伴，通过祂荣耀而令人敬畏的名字把你与祂联结起来。

因此你就必须知道如何准确地念出那个名字。

技巧是这样的。在你开始带着任何一个元音发“Aleph”的音时，它所表达的就是结合的奥秘。因此你必须一口气把它发出来，不能再多。在念完这个“Aleph”之前无论如何都不能把这口气打断。

把这个音发得尽可能长，你一口气有多长就念多长。与此同时，一边描画元音点的形状，一边吟诵“Aleph”或你所读的其他字母。

第一个元音是单词“Cholem”中的o。在你开始读这个音的时候，让你的脸朝向东方，不要向上也不要向下看。你应当坐着，你的衣服外面整个罩一件干净的纯白袍子，或在头上戴上你的祈祷披巾和你的经文护符匣。你必须面朝东方，因为光就是从那个方向流溢到世界上的。

阿布拉菲亚接着解释，在读25对字母中的每一对时，头部都要做出正确的动作，面向特定的方向，而且在每组两个字母的组合之间只允许喘两口气，而四组25对之间只允许喘不超过25口气。

鉴于引述的目的并非是指导实践，而只是理论探讨——只是理解冥想实践的总体原则——所以我只引用了一部分。从这个片段的描述可以看出，这里讲的是一种关注象征语境的冥想形式，也涉及形象化，关注呼吸、呼吸控制和仪式动作——包括头部运动和吟诵。我们可以这样讲——就像坦特罗密教的实践中会涉及关注的多重焦点——这种练习的目的则是完全占据个人的注意力，最大限度地降低概念化或无关想象的可能性。

圣名字母冥想术在现代的一种表现形式是扎尔曼·沙赫特对传统圣显所做的变体，这种方式将圣显诠释为对圣名注视。下面我将引用他的一篇指导的第一段，它所指导的是如何应用穆希尔设计的结合了圣显理念与圣名的四个字母的图案，这个图案是与质点树相呼应的：

“圣显”一词出自句子“我将耶和华常摆在我面前”。看着一幅圣显图就是圣名注视。它与圣像注视近似：用集中的目光注视神的符号，直到内与外的距离消弭，在外的（圣显图）被内化。看着圣显图我们就能从上帝的优越地位察看世界。慈悲（Chesed），上帝的右臂，如其所在，位于我们的右手边，而如果我们面对上帝，它就应该在我们左手的对面。这与上帝对摩西说的那句话有关：“你就得见我的背，却不得见我的面。”因此一个人应面朝耶和华所向的方向行走，走进耶和华，与之合一。

给圣显图着色，把它变成祈祷者的更私人化的辅助物是非常有价值的。实际上，出色的瑞士艺术家，为“光之面”（P’nai Or）创作了这幅圣显图的亨利·穆希尔就为这一目的严格地让空白处保持了开放。一切都做得小心谨慎：圣显图在绘制和印刷时都带着对图中包含的圣名的极大敬重。也请妥善对待它。

圣显图的顶上是这样的字句：“*Mimizrach shemesh ad m'vo'o m'hullal shem* YHVH.”。这句话的意思是“从日出到日落，祈祷上帝之名。”上帝之名——耶和华，就是圣显的对象。“我将耶和华常摆在我面前”（*Shiviti* YHVH l' *negedi tamid*）中也包含了圣显图中的名字。

圣名的书写方式是从上到下而非从右向左的，这是为了创造出一种级别，同时也是一个人形：“Yud”是头，上一个“Heh”是双臂和肩膀；“Vav”是心脏、脊柱和生殖器；下一个“Heh”是腿和骨盆。这里有四个层级：“Yud”的顶部是王冠（Keter），其余部分是智慧（Chochmah），两个“Heh”是理解（Binah）和王国（Malkhut）。“Vav”则包含了质点慈悲（Chesed）、严厉（Gavurah）、美丽（Tiferet）、胜利（Netzach）、荣耀（Hod）和基础（Yesod）。

随着我们从早期卡巴拉主义时代转移到哈西德派大师将卡巴拉传得广为人知的时代，我们会发现人们对冥想（自我隔离）更加重视了，还有一样难以用冥想技术术语描述的东西。哈西德主义的精神对这种神秘灵感的文化浪潮负有责任（也是其蔓延的一个因素）。如果我们要寻找可以支持哈西德主义意识膨胀的冥想技术，我们就会发现（除标准日常祈祷之外）主要是对神的单纯的专注。据说巴尔·谢姆·托夫还是个小孩的时候会逃课跑到森林里冥想（自我隔离），后来待到他成了一位著名的领袖，他还会在冥想室里花上很多时间。最常被与自我隔离联系起来的名字是布拉茨拉夫的纳赫曼拉比，他给我们留下了整整一部关于这个主题的著作。我引用一句阿里耶·卡普兰按照纳赫曼拉比的路子说的话：

> 与其专注于某些外在的事物，比如一个名字或者一句曼怛罗，不如专注于自己头脑中生出的想法……人在祈祷的情况下就会这样做，作为祈祷者在上帝面前自然而然地表达出这些想法。

对于祈祷者来说，巴尔·谢姆·托夫的方法是简单的，这使得所有人都能接受它。我再次引用卡普兰的话：“一个人不应在祈祷过程中关注各种各样的卡巴拉概念，他必须把祈祷本身用作曼怛罗，让整个头脑都聚焦在词句上。这样，一个人在祈祷时就会在精神上从一重宇宙上升到又一重，从一室到另一室，直到达到最高的层次。”

哈西德主义将传统仪式的四个部分解释为与卡巴拉的四个世界相关联。因此，日常晨祷的献读就可以看成与身体相关的（物质世界），《诗篇》对应的层次是情感、动力与“形成的世界”；《施玛篇》及其祝福则对应创造的世界，而立祷词（包含十八段祝祷）则对应溢流的世界。立祷词也被视为所罗门圣殿时代大祭司每年一度进入放着约柜的至圣所的行为的对等行为。

关于祈祷者的态度，巴尔·谢姆·托夫说：

> 你在祈祷的时候，应当完全从肉体中脱离，完全不去意识你在世界上的存在。这样当你达到不知自己是否身处现实世界的程度时，你肯定就不会再有任何对外界思想的恐惧了，如果你脱离了肉体，无关紧要的想法就无法来到你的身边。

我认为，比起精神上升的具体方法，更重要的是，哈西德灵性中强调了卡巴拉主义的虚无概念——“עAyin”。虚无不仅齐平于绝对的层次——溢流的世界——也与作为整体的质点齐平，为创造的领域奠定了基础；而且在所有质点中的第一个——王冠——也被视为无（据说第二高的质点——智慧——便是从无中来的）；再者，以卡巴拉主义的观点来看，整个质点树都被看成从空无（*Ain Sof*）中来的一系列溢流，“*Ain Sof*”有时被翻译成无限的存在，但也可以译作极限的虚无。因此可以说，卡巴拉的符号构造是在指导头脑从有形转入无形，从特定的意识状态转入无差别的意识本身。

三、伊斯兰教中的冥想形式

虽然苏菲派——穆斯林世界最神秘成就的体现——宣称从穆罕默德那里传承下来，但是在穆罕默德几代人之后，我们才发现具有“苏菲派”特征的个体——穆罕默德的表兄弟和女婿阿里的影响，才是这个传统着重强调的。

苏菲主义和基督教之间的连续性，有可能与基督教和犹太教之间的连续性同等重要——虽然远没有那么明显。就像叙利亚基督徒是塑造穆罕默德思想的一个因素一样，早期苏菲派苦行者和基督教隐士都穿着羊毛装束（苏菲派的名字在阿拉伯语里就是羊毛的意思）也就不是什么巧合了。

伊德里斯·沙赫在他的书《苏菲派》中指出了秘传伊斯兰教对基督教复兴的影响。烧炭党人、炼金术士、骑士团、行吟诗人、但丁、宫廷小丑机构——甚至打扑克都可以回溯到一个同样的隐藏起源。

在当代，西方对对苏菲主义兴趣的逐渐增加，不仅可以看成对东方灵性普遍兴趣的一种表达，而且是20世纪早期被乔治·葛吉夫激起的兴趣的结果。谈论“第四道”和“秘传基督教”而不提及伊斯兰教，在当前的“意识革命”开始之前，葛吉夫在很多欧洲和美国追求者心理都留下了深刻的印象，而现在，我们有理由认为他与神秘而古老的“智慧大师”传承有联系。

这个特别的教派（Khwajagan，智慧大师的波斯语），在苏菲主义的发展中似乎有着特殊重要性，班尼特就此写过一本书。根据他的说法，正是这一教派的影响，让包括阿富汗部分地区、哈萨克斯坦的突厥斯坦和高加索地区在内的北方苏菲主义和包括阿拉伯半岛、叙利亚的部分地区、非洲的部分地区和西班牙的部分地区在内的南方苏菲主义区分了开来——后者带着强烈的伊斯兰印记。他评论说，虽然伊斯兰在8世纪和9世纪的时候在突厥占主流地位，但是仍然有强大的亚述人基督教堂，兴盛的佛教寺院还有活跃的拜火教传统——这些让突厥成为它们的汇集点，也是更加高级的整合发生的地方。

要谈论伊斯兰文化中的冥想，几乎就等同于讨论苏菲派的修习方式，因为苏菲主义不仅是伊斯兰教中对冥想练习（在这个表达的广义上）最具创造性的贡献的来源，同时还将秘传伊斯兰教作为它的基础。

祈祷和对经文进行反思，都是伊斯兰教和苏菲主义与犹太教和基督教传统的共通之处。而且，犹太教和基督教一样，伊斯兰教和苏菲主义中充满了对神的虔诚和兄弟之爱的典范。然而，因为苏菲主义极其强调个人导师的创造性，并且很少依赖于成文信条，所以不可能描绘在日常情境中它所有的无数心理训练技术，只能从经典成文体系中去寻找。

反思性冥想

就像在任何灵性系统中一样，在苏菲主义中，我们也可以找到对清楚陈述的真理进行反思或者深刻沉思的冥想方式。

首先，对《古兰经》和《圣训》(穆罕默德言行录）中的陈述的沉思，已经构成了穆斯林灵性系统的一个重要部分，并且圣训中有一条说到，反思比崇拜更好。苏菲派也强调了对大师们的话语、著作和掌故的深刻思考。

例如，在伊德里斯·沙赫的《苏菲之道》一书中，我们可以找到一个名为“独自反思的主题”的章节，写着过去苏菲主义的简短陈述。我在下面引用其中的一个条目：

> 知识从“我是什么”开始，到“我不知道我是什么”。
> 到从“也许我不是”到“我会找到我自己”之间，
> 到从“我会找到我自己”到“我是”之间，
> 到“我是我知道我自己将会成为的东西”，
> 到“我是”。（阿布 · 哈桑 · 阿什-沙德希里）

似乎有些苏菲主义通过可以描述为“神学演讲”的东西对其他人施加深刻的影响，对它的强调超过了明确的冥想练习。虽然他们的在场本身肯定会有一种感染的元素在起作用，但是也可以说，通过对沉思的心灵提供支持，象征性和诗意的外在形式也对冥想生活起到了促进作用。因此，举个例子，伊本·阿拉比在恍惚状态下写的著作，有一种潜力，可以带读者进入写作时灵感来源的状态——就像音乐家的作品可以激起听众产生最初创作者创造它时的体验。

例如，当我们思考伊本·阿拉比的观念——包含在完人心灵中的存在的四种层级——的时候，我们可以说，伊本·阿拉比将诗歌转化成了一种心理结构，用来扩大他的读者的意识。

第一个存在，伊本·阿拉比也将其称为非显宇宙或者绝对盲区。它也被称为纯粹存在，纯粹本质（阿拉伯语 *dhat* ），书之母（ Mother of the Book ），绝对表达，海深之点，未知之未知。它是超越了性质的神圣领域。

第二个存在，伊本·阿拉比称之为第一揭示之存在，或者第一启示（阿拉伯语 *tajalli* ），第一宝，穆罕默德实在。就像他称第一存在为“书之母”，他称这个为“显书”，并解释道：“在书之母中，所有的东西看起来是集中在一起的，而在显书中，开始进入各个章节。”书之母是本质。

这一站也被称为名之宇宙，固定的潜能（阿拉伯语 *'ayanith thabita* ），本质之宇宙（阿拉伯语 *mahiya* ），伟大的地峡。

第三个存在，对应于天使世界或者“天使之等级”。它组成了一个“第二世界”和“章节的世界”。他还将它称为例子的世界（阿拉伯语 *mithal* ）或者幻觉（阿拉伯语 *khayal* ）的世界。

第四个存在，他称为绝对观察、眼力、见证。它也是创造的世界，感知、物种、星系、恒星和出生的世界。“形式世界的整体。”

伊本·阿拉比谈到的第五个也是最后一个存在是完人（阿拉伯语 *Insan-i-kamil* ）：他在世界之镜中经历了他自己的湮灭。伊本·阿拉比说：存在已经被解释过了，而世界的整体就包含在这个人的整体性之中。并接着说：完人是统一等级的所有人；他在伟大之名（阿拉伯语 *al-ism al-a'zam* ）那一站。就像伟大之名收集并包含了所有的名字，同样地，完人在他自己身上收集并包含了形体与肉身的世界，诸天使与精灵世界，大天使世界和名利世界。

远非纯粹的神学思索，这样一种观点邀请心灵去接触远远超越了可见和有形的事物的清晰体验，并将体验净化为它的精华和它空空的核心——就像在卡巴拉中一样。因此，苏菲主义通过许多精神结构，对修习者的冥想生活产生了影响，它并不涉及太多新形式的创新，或者新的强大的冥想对象的发现，而是潜心于沉思指导模式的设计。这种类型的冥想结构是萨尔蒙兄弟会的“九型”。九型也许可以比作卡巴拉的生命树，它代表的并不是一个冥想对象，而是一个相互联系的对象体系，这些对象通过引导心灵进入它自身的深层，从而对沉思它的心灵产生影响。

在我看来，就像佛教徒是精通冥想的大师，苏菲主义者是精通言语的大师，如果不提及教学故事的话，对他们使用词语来影响心灵——苏菲似乎将这一方式完善到了不同寻常的程度——的描述将不完整。下面是与我们的主题尤其相关的一个例子：

有人问纳格什班迪教团的一名苏菲主义者："你们的教团的名字，字面上的意思是，'设计者'。你们设计了什么，它有什么作用？"

他说："我们设计了很多东西，它最有用了。下面是关于其中一个形式的一个寓言。"

一名蒙冤入狱的铁匠被允许收到他妻子为他织的一块小地毯。他每天跪在这块小地毯上祈祷，一段时间他和看守们说："我很穷并且没有盼头了，你们的工资也低得可怜。但是我是一个洋铁匠。给我带一些锡和工具，我可以做一些小工艺品，然后你们可以在市场上去卖，我们都可以获益。"

看守同意了，不久之后铁匠和他们都开始获利了，然后他们用得来的钱买了一些食物和舒适的生活用品。

然后，有一天，当看守到牢房去的时候，门是开着的，他不见了。

多年之后，当这个人沉冤得雪的时候，那个看守问他是怎么逃走的，他用了什么魔法。他说：

"这是一个设计的问题，一个层层嵌套的设计。我的妻子是一个纺织女工。她找到做牢房门锁的那个人，然后从他那里获得了锁的设计图。她把这个织进了毯子里，就在我每天做五次祷告的时候头刚好碰到的地方。我是一个金属工，这个设计让我想起了锁的内部结构。我设计了制作手工艺品的计划来获得制作钥匙的材料——然后我就逃走了。”

“这，”纳格什班迪苏菲主义者说，“是一个人从囚禁他的暴政中逃脱的方法之一。”

Wazifas

尽管专注于神的形式有很多，但由于独特的指定方式，Wazifas 应该被单独提及，因为它们涉及神名的发声。虽然 Murakaba 可能更多地旨在达到想象和概念之上的冥想水平，但 Wazifas 通过与特定属性相关联来唤起神，并旨在培养意识的不同方面。例如，针对特定门徒的需要，指导者会指定感恩的神（阿拉伯语 *Ya-Gafur*）、美丽的神（阿拉伯语 *Ya-Jamal*）、向导之神（阿拉伯语 *Ya-Hadji*），等等。

齐克尔

然而，在苏菲主义冥想中，最著名的练习就是齐克尔——这个词翻译过来同时有重复和记住的意思。的确，这项练习就是通过重复的发声记住神，就像基督教的连祷一样。《可兰经》中支持这种说法的声明是“如果你记住我我就会记住你”，传统齐克尔中最著名的就是反复背诵“*La Illaha Illah Lah*”（除真主外别无神灵）。一旦一位练习者通过洗礼等符号化的方式净化了他自己，他就可以通过同步口诀与呼吸来进行这项练习。一种练习的方式是，当念出“*La Illaha*”的时候，跪在地上的身体前倾，直到头触地，当念出“*Illah Lah*”的时候，恢复身体直立的状态。这个言语重复的过程被分成了两半，然后在这两半之间交替，一半是内心放弃整个世界的举动（随着念出“*Illah Lah*”和弯腰），另一半是确认与神的合一（通过重复“*Illah Lah*”和回到直立姿势）。

拉提菲

在苏菲主义冥想领域中尤其重要的是它在促进感受性上的努力还有拉提菲的觉醒——类似于精微器官、神或者宇宙的振动。与拉提菲相关的苏菲传统可以被认为是古代神秘传统的一个延续，并且和密宗传统一样，它也认识到在某些灵性体验和身体区域之间有着紧密的联系。

伊德里斯·沙赫在他的书《苏菲派》的附录中，评价了拉提菲在身体上的位置和基督教十字架让人想起的身体部位之间的等价性，并且指出他们在炼金术中对应的演替阶段。他还评论了苏菲主义激活拉提菲的顺序和炼金术以及基督教十字架中的顺序之间的区别——这个顺序是从黄到红，再到白，黑和绿。

凝思或冥想本身

就像基督教传统中对沉思祷告的层次进行了区分，我们也可以找到关于凝思的各种层次的引文，我们也许可以理解为，从避开对周围世界的关注，到增加对神的专注的一个连续统一。在他对这个主题的处理中，贾瓦德·努尔巴赫什博士谈到了神圣凝思“为神的圣徒而准备，这些圣徒在独处和社会中都在思想上和实体上看到了祂，并且他说‘除非我首先看到神不然我什么都看不见’”。哈西德曾经将这个凝思称为“对秘密的凝思”，并且也证实，它可以通过三件事情来达成：

1. 对周围的世界不加注意；
2. 抛弃自我；
3. 被与神的亲密充满。

要完成对冥想的讨论，必须要指出来，苏菲主义者一定知道，就像基督徒和瑜伽修行者一样，在幻觉和“沉思的黑暗层面”之间的区别。在瑜伽中是有余三摩地和无余三摩地之间的区别，这里是对属性的意识和对神的超验统一的沉思之间的区别。对于后者，可以说，这并不是认识者所做出的活动，而是当个体认识到他的虚无的时候，他可以分享神对他自己的知识。

在冥想练习的外在层面中，有趣的一点是，在凝思练习中强调，这是一个只有安静地坐在地上，并且在仪式性的清洁之后和没有任何其他人在场的情况下才能进行。冥想者闭上自己的眼睛，让思考和想象停止，专注于神，放下任何个体意志上的感觉——甚至到了忘记他是一个冥想者的程度。

虽然凝思被描述为对神的专注，很显然，其中所暗示的冥想体验包括典型的放弃控制，还有一种臣服的姿态。

关于冥想者的态度，我认为，也许可以说，苏菲主义者的鲜活体验中包括很大程度上的臣服体验——既指敢于跳入未知，也指调节“内在的耳朵”以便听到更高的指导。有时候，据说苏菲主义者是一个有指导的个体，而“伊斯兰”这个词可以被翻译为“臣服者”（虽然要指出的是，对神的臣服经常会和对权威和律法主义的臣服相混淆）。

萨玛

虽然冥想性的倾听可以被看成一种有对象的冥想（一个声音对象），似乎将其作为一个主题谈论它也是恰当的，通常都是这样做的。音乐可以和诗化神学（就像伊本·阿拉比的著作）相比较，甚至是 Wazifas 中将神的属性念出来相对比，因为在 Wazifas 中，就像在萨玛中，传统的贡献主要还不是对冥想倾听的内在层面，而是对音乐创作本身的贡献，还有对旋律的-节奏的对象的详细阐述。

然而，与萨玛相关的事必须指出来，那就是（就像冥想运动的例子）并不是所有的教派或者苏菲主义者都同意：米列维强调音乐，纳格什班迪常常强调不要滥用激发狂喜的手段。

专注力训练

就像之前提示过的，对专注力的练习，也是苏菲主义中一种重要的冥想形式。就像在上座部传统中一样，对呼吸和姿势的专注是纳格什班迪传统的基础练习，并且对意识连续性的练习受到了葛吉夫的强调。在穆罕默德·舍塔利（15世纪“闪电派”的发起人）教团中，通过同时将注意力集中在动作、旋律和专注点上，也给了专注力训练相当多的关照。

尤为重要的一种专注力形式是通常被描述为记住自己的一种练习，它超越了对感知的注意并强调对自我作为见证者的专注——将意识转向意识本身。下面我将引用来源于现代文献的对这项练习入门的描述。

> 首先，你必须学着将注意力至少做出一点划分，将50%集中在“它”，即有机体自我与外在世界上，50%集中在我们的真“我”上。
>
> 其次，要找到真“我”，简单地将注意力回溯到“注意力的源头”，同时将另一半注意力集中在外在目标上，例如一座钟的秒针。
>
> 这样做整整两分钟，不要干扰对当下“我”的感知。如果“我”不是完全在场，或者别的什么东西吸引了你的注意力，即使只有一瞬间，重新开始计时。保持整整两分钟感知“我”的在场，注意力

不要中断或跳跃。

有可能要六个月，也许要一年，来达成一种“两分钟傻瓜”的状态。一个“傻瓜”是任何与他的天性作斗争的人。普通人在这个意义上是不会成为一个傻瓜的。他所做出的所有努力都是为了保持对他想象的“我”和对他的“它”世界的虚荣心。

我们不可以忍不住用驴子追着它头上挂的胡萝卜的方式来使用注意力。我们必须不仅只是意识到“我”的存在。……我们必须感觉到“我”的存在。

然后，他站在小组的前面，摆出一个弯弓射箭的姿势。做出前面一只手握住弓的动作，他说，“这只手代表‘它’的世界，我们可以称之为‘此在性’，外部世界包括我们的有机体自我。”

随着他将另外一只手以一种平稳而迅速的动作往后拉，他补充说，“这另外一只手代表‘我’逐渐意识到它的存在，并且通过公正地观察事情而拉开与‘它’的认同，并且同时感觉到它自身的确切存在。这种性质的存在让第三力量成为可能，我们称之为存在。不是你的存在，而是在存在这个词真正的意义上……两种力量混合而成的纯粹振动，代表被动的‘它’和主动的‘我’。”

“在日常生活中，人是虚无的，并且对他来说，只有他的‘它’存在着，在他生命的每一刻他都无助地跌入其中。没有‘我’的在场，他无法创造存在，因为存在是另外两种力量所产生的纯粹振动。

“这个第三力量并不是真正的力量；它自己并不存在；它是两个真正的力量混合之后形成的。要做出任何振动，你必须有正的和负的两种力量。

“这是创造真正的存在的方法。当存在显现的时候，声音和振动从有机体中发出来。用我的内在之眼，我能够看到和听到这个存在之振动。直到那个时候，当‘我’在场的时候，第一力量才能与第二力量混合，创造第三力量，或者存在。”

他伸出一只手，手指头展开。“这代表‘此在性’。”他伸出另外一只手，手指头同样展开，他补充说道，“这代表我们的‘我’，第一力量。

“当我们把它们混合在一起，”他说，同时把两只手的手指头交叉在一起，“我们就有了‘是性’（Am-ness），我们称之为存在。现在我们可以正当地说‘我在这里’，因为我们自己代表了所有的三种力量。

“让这个存在成为一个永恒的实体，或者至少获得存在的稳定性，我们必须练习很多次，有必要的话甚至超过一千次。也许在你付诸实践之前，最好先决定对你来说是否值得付出这么多的努力。

“拼尽全力去让自己在场，随着每一次呼吸都付出巨大的努力。呼吸为我们提供一个付出努力的自然节奏。不要让它变成自动的。真正的意识必须在每一个新的时刻获得更新。

“自然界的万物，随同当代文化及其权力所有者的热切帮助一起，同心协力让人忘记他的‘我’，并且总是在所有一切中与‘它’认同。以这种方式，人学会了以这种或者那种方式在这方面，成为一个空壳，一个虚无。

“人被教育着‘陷入’他的外在世界，就像他沉浸在一场电影情节中一样。他学着忘记了他的在场，变成了他眼前看到的任何东西，让他的无意识自我占据了‘我’，除非突然发生了什么事情，迫使他的‘我’暂时在场。”

“这样一个人，当他死亡的时候，连最少量‘我’的存在都没有；他没有创造任何存在，而后者有延续的可能性。”F.画了一个图来表明这个实验应该如何进行。

普通人：……“此在性或者它”

有意识的人：“我”……“在”……“这里”

“我们可以用这个理念帮助我们记住来让我们的‘我’在场。不管你什么时候想到它，不要无心地重复这个祈祷‘我希望在这里……我能够在这里……我在这里’。

“如果我们认为认同只是简单地参与的话，我们就错了。它是真正地融入我们眼前看到的东西，甚至包括我们这副臭皮囊。

“以这种方式认同，将我们的‘我’与低级世界的‘它’切断。

“我们可以学着成为一个连接这两个世界的避雷针，创造一个不能单独存在的新世界。只有人可以为了绝对而创造出这个新世界。

“瑜伽士抓住了这根棍子的另外一端。他有真正的‘我’但是没有在场，因为他把他周围的事物看成幻觉而拒绝它——第二力量。总体来说，他是一个结果，没有太多的存在。第三个力量不能通过将空无倒进虚空而获得。

“这个令人解除困惑的简单实验，如果整整两分钟没有打断‘我’或‘它’的注意力，可以在任何人自身的体验中表明几个重要的因素：

1. 他是沉睡的……不仅仅是‘普遍意义上的人’而是他这个特定的人。

2. 有可能看到甚至是尝到一点什么是‘不沉睡’。

3. 只有通过特定的努力才可能真正地觉醒。

4. 在自己身上做功课的急迫性。

5. 从这个沉睡中觉醒的确切方法。

6. 为了从沉睡中彻底觉醒，大概需要付出多少努力。

7. 为什么只有他能够为了自己在自己身上做功课，为什么没有任何其他人可以为我们做这项功课。”

四、印度教中的冥想形式

海因里希·齐默尔写道，“《梨俱吠陀》中的宗教与其他印度-欧洲人的宗教相关且类似——比如希腊人和罗马人”，并且解释说，在《梨俱吠陀》和《梵书》的成书时代之间，“重点已经从神转向了牺牲”，并且到《奥义书》和对吠檀多（“吠陀的终结”）的理论阐述的时代，牺牲已经变成内化了的。最后，教义被表述为通过成功战胜障碍——（就像帕坦伽利所断言的）“在无明的领域”存在的蒙昧——获得的自我牺牲。

虽然瑜伽的原则在公元前5世纪到3世纪才见诸文字，考古学遗迹表明，从史前甚至是前雅利安人时期，瑜伽已经为人所知了。

似乎在印度文明开始之初，虔诚、灵知、瑜伽和法的元素也许就被构思为一个统一道路的组成部分了，而在吠陀时代之后，一个特殊的印度宗教就形成了，并且还出现了独立的流派，比如业力瑜伽、婆罗门仪式主义、王瑜伽，以及“哲学学派”。虽然可以说，随着商羯罗对非二元论吠檀多的阐述，灵知流派达到了顶峰，但是虔诚流派在孟加拉的主柴坦尼亚的克利须那崇拜中经历了一次强劲的复兴。

此外，所有三个流派可以说在密宗中汇集在了一起，密宗冥想是瑜伽、灵性哲学和虔诚三种的细化，并且除此之外，可以说印度密宗（就像同一时期兴起的佛教密宗一样）——它的特征是对上师与弟子之间关系的强调，它成了崇拜以及灵性感染或者加持的理由。

然而，在印度灵性中最为典型的，是最为狭义意义上的瑜伽的出现——也就是，为了在体验上对深层心智或者灵性现实进行调查而进行的注意力训练。

要完善对印度灵性的陈述，就必须提及现代社会中三位卓越的宗教天才：罗摩克里希纳，他宣称实现了两条路径的目标，一个是对有形式的神的虔诚，一个是诺斯底路径，认识到终极是无形式的；拉马那·马哈希，他对超越自我的领域仍然通过他对自我探索的激励获得反响；还有室利·阿罗频多，一位自学成才的大师，人们经常引用泰亚尔·德·夏尔丹的话，称他为开明社会的先知。

更近一些，印度灵性的影响在西方被更加直接地感觉到，尤其是通过三位极其有魅力的人物——第一位是正统的，第二位是非正统的，而第三位是一个特定冥想技术的支持者。在美国的穆克达难陀和在欧洲的巴关·拉杰尼希，他们的静修处吸引了成千上万的信徒，而瑜伽修行者导师在“超觉冥想”的修习中所吸引的信徒数量与他们的不相上下。室利·奥罗宾多所间接影响的人也许并不比他们少，他的弟子之一是海瑞德斯·邱多利（他和艾伦·沃茨一起创建了太平洋宗教学校），他又影响了迈克尔·墨菲——伊萨兰学院的创建者，和“成长中心”创意的发起人。

下面我会专注于冥想的方式本身，它在王瑜伽中有其最纯洁的表达——它似乎起源于刹帝利（战士）阶层而不是婆罗门（祭司）阶层。

也许在帕坦伽利的时代之前的几个世纪，人们就已经知道了湮灭自我的熟练技巧，但是帕坦伽利是第一位记下了“瑜伽的科学”的人。他总共写了四本格言书。

八支瑜伽

OM：以下是联合声明。

这是帕坦伽利的第一条格言。yoga 这个词，与 yug 相关——后者的意思是 yoke[1]——可以认为，它不仅暗指个体意识与最高现实的结合，还暗指进行瑜伽练习时所涉及的苦行。

帕坦伽利清楚地知道，他将要给出的瑜伽指导并不是达到结合的唯一方式——因为他告诉我们，这个目标也可以通过对神的臣服来达成。瑜伽本身最特别的，区别于吠檀多的智慧瑜伽（知识之道）和奉爱瑜伽（虔诚之道），让它成为“王瑜伽”的是，通过“控制心灵波动”（也被描述为“心灵波动的止息”）获得灵性的意识。

但是瑜伽不只是心灵净化。同时，其中也追求新的认知，因为当波动的心灵已经止息之后，“先知获得了对他自身本质的觉知”。因此，心灵的止息，是瑜伽要达到更高层认知需要克服的“障碍”：傲慢、愤怒，以及其他，其中主要的就是无明：将不是自我的东西看成自我，将短暂存在的事物看成永恒的，它阻碍了对意识的理解。第十六条格言告诉我们，“这个圆满就在于，通过称为灵性的人，停止对一切心理活动的欲求”。因此我们可以说（就像在佛教冥想中一样），在瑜伽中有无为的层面和看见的层面的会合。就像几乎所有灵性的传统所做的一样，帕坦伽利评论说，通过止息“心灵活动”或者自我，获得解放的过程，是通过看清我们真正是谁的意识的觉醒所带来的。

在阿斯汤加（或者八支）瑜伽教学体系中，三摩地是获得深层次专

1　yuke的意思有两个：结合，牛轭。——译者注

注的能力的必经之路，而反过来，专注是通过练习“呼吸瑜伽”获得支持的。这个呼吸瑜伽本身，是由身体姿势的瑜伽来支持的，而所有这些瑜伽的“支”反过来是由制戒和遵行来支持的。换句话说，冥想活动是在道德生活的背景下进行的。因此，帕坦伽利的第二本书主要讨论的是行为瑜伽。当我们观察到毗耶娑对帕坦伽利的评论与他对《薄伽梵歌》的评论在内容上非常相似的时候，这一点就变得尤为清晰了。在帕坦伽利的瑜伽中，有鲜明的苦行元素，因为瑜伽“通过正确使用意志，和停止自我沉溺”，把障碍转为修行。

专心是从专注（*dharana*[1]）开始的，在专注、冥想和三摩地之间的转变并不涉及任何其他练习——它们与专心的程度和在觉知的连续性相对应。只要此时的专注心已达到排除思维、情绪化和意愿的安静，并达到第一层次的禅定，专注的状态会自发将自身转化成修习者熟悉的个性化的神明的视觉形象。或者，视觉形象在古老教派中就是练习过程的一部分，就像在当今的拉雅瑜伽一样。因此，戈斯瓦米写道，“心脏中心是练习深层次专注的一个非常合适的点，因此有人说……‘专注在神圣存在之上，祂在心脏区域是安静、明亮和充满喜乐的’（《奥义书》第5章）”。

如果专注是间歇的专心，而冥想是稳定的专心，三摩地，再一次代表更深程度的专一（心一境性）。它的特征是如此深，以至于在他或者她完全投入冥想对象中去的时候，这个人对单独的自我觉察消失了。但是，这还不是瑜伽的终点，因为将三摩地分成了两个清晰的层次：有余三摩地——其中仍然有一个对象；无余三摩地——一种神圣的无区分意识的最

1 “dharana”这个词起源于词根dhr——维持，保持。——译者注

高状态。再一次地，我们在这里发现了一个与苏菲主义者在沉思神的属性和专注在超越了特定品质区分的神（一种神只向他自己显现的状态）之间的区分的等价物；或者在基督教传统中，在对意象和受到启发的理解的沉思，和没有想法和意象在心智对神的理解中起中介作用的更深沉思之间的区分的等价物。

化身崇拜

如果提到印度灵性的历史，就不得不提及强大的毗湿奴派传统中的克利须那[1]崇拜——很多教派中都能找到它的踪迹，尤其是在16世纪被柴坦尼亚推广到西方之后。在很多印度教派中，崇拜的对象，不仅仅是一个天上的神，就像在犹太教中一样，而且是（就像在基督教中一样）超验的神的儿子的化身——也就是，人类原型，或者（在上师崇拜中）老师，当他是一个完美理想化的存在或者赛古鲁的时候。经常在上师崇拜的背景下，特别强调音乐的使用和对神的虔诚。上师崇拜也就是，对已经获得和神的同质性的经验知识的人类导师的虔诚。

印度密宗

在引入对密宗传统中的一些练习的描述之前，我会首先强调将瑜伽和虔诚的结合当成一个整体。然而，对神的专注不仅仅通过对注意力的完善和增强虔诚来获得，而且还通过对咒语的使用和额外的视觉化的方

1　印度教的神祇。又译吉栗瑟拏，亦称黑天。乃毗湿奴神诸多化身中最得人缘的神祇，西方有着极多有关克利须那的漂亮寺庙。——译者注

式来获得。密宗瑜伽更加典型的是，对称为脉轮的身体区域的专注，而最为典型的则是对所有这些元素的同时注意的练习。

是将专注和视觉化在脉轮上联系起来，并且结合咒语构成了对瑜伽的一个补充，或者是（就像传统所宣称的）7世纪还有后来的密宗文本只书写古老的教义，我们不得而知；但是有可能，在吠陀传统中声音的魔力和后来对咒语的使用之间存在一些连续性。对原始民族和巫医的了解，还有对我们称为“昆达里尼觉醒”现象的了解，支持了密宗练习有比西方学者通常所认为的更加古老的起源的观点。

就像巫医给“强大对象”授予了魔法效果，声音在密宗传统中被奉为一种“强大对象”，并且梵文字母表中的每一个音节都与特定的神性有关联。从这些音节的结合中，产生了密宗仪式中的句子，其中语音的唤起和概念上的含义相互作用，就像诗歌中的形式和内容一样。例如，在大般若涅磐密宗经典中，我们发现了五个单词的咒语：*Om sat chit ekam Brahma*。

这可以翻译成“Om——唯一存在和智慧（婆罗门）”，但是据说，不管你认为它灵验不灵验，它都有效果。

背诵咒语的情境并不是专注于一个固定的对象上，而是专注于一个创造性的模块化的崇拜过程上。例如，我们在大般若涅磐密宗经典中读到：

> 这样沉思了至上的婆罗门之后，崇拜者为了达到和婆罗门的结合，应该在他的心灵中带着供品礼拜。至于香味，让他给至上灵魂供上大地的精华，花的精华，以太，至于焚香，空气的精华，至于光，宇宙的光泽，至于食物，世界的水的精华。在心理上重复了伟大的咒语，为至上婆罗门供上了食物之后，杰出的弟子应该开始

外部的礼拜。

下面从婆罗门赞美诗中引用的片段，也是这项训练的一部分，让我们想起佛教的皈依练习，还有佛教对终极是“无法言说的”的看法——也就是超越了可以区分的特质：

Om，我向您鞠躬，您是一切的永恒庇护。我向您鞠躬，您是宇宙中显现的纯粹智慧。我向您鞠躬，因为他的本质是一，他授予解放。我向您鞠躬，您遍布一切，没有任何属性。您是唯一的庇护和崇拜的对象。整个宇宙是您的显现，您是它的根源。您一个人就是世界的创造者、保存者、摧毁者。您是唯一不变的至高无上，您既不是这个也不是那个。

在印度密宗流派咒语中最为神圣的是吠陀的伽亚帖：

地球、天堂，以及两者之间
太阳神圣的力量
愿我们思考神的光辉
愿这鼓舞我们去觉醒
Om。

它大致可以翻译为：让我们沉思至高本质，愿婆罗门引导我们（朝着达成法、利、欲和解脱的目的。）

总体上，密宗之道的推动力可以说是将身体注入神之中，方法是通过同时使用咒语，专注于对应于能量通过经络和脉轮的移动的精微身体感知，通过神明的视觉化，还有对脉轮中写下的咒语字母的视觉化。补充哈达瑜伽（结合了呼吸控制法和呼吸）的瑜伽练习的作用是促进脉轮的穿透过程——一个独特的体验，是沿着中心轴的这些心理物理区域的象征化的基础，就像莲花通常是闭合的，但是有开花和生长的潜力。除了使用呼吸作为更精微身体通道中非物质的“呼吸”运动的载体，性冲动可以被当作这个过程的刺激物——通过视觉化或者性瑜伽。

在印度密宗教义中最重要的是，与脉轮向上打开相关的一系列沉思，就像阿瓦隆勋爵文集中所详细描述的一样：在想象中，其中一个退化的心理过程可以说借助思考中的身体分解为它的源头而发生。土与嗅觉联系在一起，水与味觉、火与视觉、气与触觉、以太与听觉联系在一起。昆达里尼被唤起了，并被引导至生殖轮。土元素被水元素溶化，就像水被火，火被气，气被以太溶化。一个元素种被一个高级的元素吸收，然后被一个更高级的……，直到到达了源头……因此，礼拜者吸收了最后一个元素以太，和五唯中的听觉一起，并且进入我执之中，后者进入慧根，然后它又进入自性，就这样折回进化之中。然后，依照僧侣对吠檀多自性的教导，她自认为是婆罗门，是婆罗门的能量，因此，她和婆罗门已经成了一体。

这也许可以看成，一个将形式的世界溶解在无形式的世界中的更加普遍的原则的提炼，这也是利用人类身体在上和下之间的自然两级的过程——在联想中分别与人世和天堂联系在一起，伴随着物质以及体验的心理极。

然而，为了让对实际的印度灵性的描述更加全面，我不得不囊括一个起源于吠檀多洞见和密宗灵性的方法，但是它，不同于之前的引文中得到部分描述的复杂的成就法，构成了与神认同的基础练习的最凝缩的版本。

索哈姆（梵语 So Ham）

有一次，我听到现已过世的 16 世葛玛巴尊者说，穆克达难陀是他在佛法上的兄弟，并补充说，“我的修行是一样的”。当然，穆克达难陀，像很多代人一样，和西藏人一样，是从同样的八十四大成就者谱系传承下来的，在两种传统中他们的主要修行都是上师瑜伽或者上师虔诚。

此外，穆克达难陀呈现了一个混合遗产，包括湿婆崇拜和克什米尔·希瓦宗，还有克利须那崇拜和吠檀多——并且比任何其他人做得更多的是，在西方传播了索哈姆念诵。

更确切地说，他传授了两个交替的练习，分别被称为索哈姆和哈姆萨。

索哈姆的字面意思是“我是那个”，因此肯定了阿特曼和婆罗门之间的同一性（等同于父亲和儿子之间的同质性，在后一个术语所引申的诺斯底教派的含义上）。哈萨姆（它起因于这两个术语的倒置，并且读作 *swan*）让我们对单独的音节 *Ham* 的含义有了更多的觉察，后者是几乎听不见的H在咒语中的扩展，令人想起超然存在的男性本质；*Sa*，女性本质，或者夏克提，显灵的能量。

我记得穆克达难陀讲了一个故事，有一个古代的印度国王，他在一条小溪边重复 Hamsa，然后他遇到了一位路过的托钵僧，后者嘲笑他，因为他需要提醒自己记住如此明显的东西。这个故事包含了一个技术上的隐喻，因为哈姆萨成就法不仅教导个体重复一个咒语，而且教导一种称为阿加帕——不重复——的练习，它的任务是倾听一个人自己的呼吸声（一个平静并且留心的耳朵，在吸气的时候可以听到 H，在呼气的时候可以听到S）。

不管在传统准则中呼气和吸气的声音最好通过H和S的对比来唤起是

否真实，也不管这个练习是否只是引导我们形成这种联想，这，一旦建立起来，就都成了专注于自我感（和呼气一道）和专注于神（当想象身体里呼吸和转换过程的时候）之间精微而深刻的灵性练习的基础。

就像在其他的密宗练习中一样，这里呼吸既用作一个提醒注意的因素，也被用来激活精微的普拉纳流，并且被用来唤起对一个人自己中心的觉知，间歇地融入空间中，变得对周围的世界不在意。

超觉冥想

“超觉冥想”，由瑜伽修行者玛哈瑞诗·玛哈士所传授，很可能是20世纪80年代美国最为人所知、最多人练习的冥想形式。虽然我不知道有哪本书是专门描述它的，但是在科学杂志上对超觉冥想的效果的报告，比任何其他类型的冥想都要多。

从修习者的描述中，我能说，在心里重复在入会仪式中得到的对个人来说恰当的咒语，通过聚焦于刚刚升起（“像泡一样冒起”）的想法，它培养一种去概念的状态。

五、佛教中的冥想形式

我们也许可以说，在初期，佛教之于早期印度灵性传统，就像基督教之于早期犹太教：在最深层的意义上说没有任何新东西——但同时，理论阐述上形成鲜明对比，而在灵性和文化上迅猛扩张。古老的《奥义书》和佛教的理论阐述上，主要的差别在于，终极真理的象征不同，在前者是自体，后者与此相斥，最深的真理是无我。

尽管有观念认为，佛教的三个主要教派都起源于佛陀开悟之后的传道，但是最接近原始佛教概念的典籍是贝叶经上写下的所谓上座部佛教三藏经——公元一世纪记录于斯里兰卡。

大乘佛教，在历史上是基督诞生之后的第二个世纪出现的（佛教出现之后的第六个世纪），它代表了佛教传统之内的复兴和一个新的灵性成长大爆发，体现在出现了大量成就了的菩萨，以及大量梵文大乘佛经。随着大乘佛教的兴起，有一种从单独依赖自己寻求解脱，到相对依赖外界力量的转变——以及相应的对念佛的青睐（当今在净土或者净土真宗佛教中最为明显）。

虽然从一开始慈悲（爱）就是佛教练习的一部分，并且很早的时候在《本生经》中就强调了慈悲，但是大乘佛教更进一步强调了慈悲和布施的修习——既是得道的人的品质也是修行道路的一部分。与此相关的是，对“菩萨典范”的阐述，这是大乘佛教设立的与早期“阿罗汉典范”相对的部分。虽然“阿罗汉典范”观念并不是上座部佛教教义的一部分（它也没有在三藏中出现），但是大乘佛教徒把小乘教信徒达成个人开悟的愿望，与菩萨宁可放弃个人开悟，也要让所有人开悟这一更为重要和深刻的发愿相对比。

菩萨愿（为了众生开悟而努力修习）可以理解为治疗修习者“精神物质主义”——对开悟的贪取反而妨碍了开悟——的一种巧妙方式。

金刚乘或者密宗代表了佛教的第三个发展，它深受唯识宗和中观派哲学的影响。早期的开悟愿景，指的是克服我执或者高度的慈悲，金刚乘的理想是八十四大成就者。关于早期大成就者的简短的传奇式的传记表现了，一些成熟到一定程度，发展了特殊能力的个体，并且相比于典型的宗教圣徒来说，他们传递了一种更加世俗，更少的明显的灵性，表明在弃绝我执之后，发生了自我的再同化。

在阿育王传播佛教，使得佛教逐渐成为印度主导的宗教之后，佛教几乎从印度消失了，因为伊斯兰教的莫卧儿人征服印度之后，暴力地将这片大地“改宗”为伊斯兰教，就像雅利安人之前所做的一样。现在，上座部佛教传统在锡兰、缅甸，或者说东南亚占主导。虽然大乘佛教扩张到了马来西亚和泰国，但是它在很多世纪里主要还是盛行于中国和日本。在新中国成立之后，它当然在日本更加活跃，并且正是通过禅才把佛教首先传到美国。可以说，在20世纪五六十年代搭建的日本/加州桥梁，是在英格兰创建佛教研究学会之后，西方佛教界最为重大的事件，并且代表了新世纪运动先驱者和活跃的日本传承者之间的一次相会。

尽管在佛教和印度坦陀罗传统之间存在着教义上的差别，但是它们两者都在差不多同一时间得到了发展，并且它们的特点中有一些相似的元素：冥想和虔诚之间的平衡，视觉化和咒语的使用，对手印和仪式的强调，以及我们所称的“能量瑜伽”——与微妙的脉和“能量中心”或者“脉轮”相连的练习和体验的领域。

就像在印度密教经典中一样，佛教密宗（有时候特指密宗或者真言乘）宣称是它的一条捷径。

就像大乘佛教一样，藏传佛教也宣称自己起源于释迦牟尼佛的秘传，并且据说佛陀曾经预言了莲花生大士的到来。莲花生大士——西藏人通常称为活佛（葛吉夫在他的《巴力西卜传奇》中称为“神圣喇嘛”）——不仅将密宗教法传到西藏，而且转化了早期苯教影响，将它吸收进佛教的脉络之中。他在藏传佛教中被尊崇为在我们这个时代（鉴于争斗时[1]深重的无明）尤其重要的一位佛陀。

1　世界的第四个时代，以完全衰落为特征。

然而，莲花生大士既不是将印度的教法传到西藏的唯一正统传人，西藏也不是印度密宗传播到的唯一一个地方。只是，因为莲花生大士在成就者们之中一枝独秀，中国西藏可以说是金刚乘发展得最好的地方；相对于密宗教派（天台宗和真言宗），不仅中国西藏的仪式可以说是最为完备的，而且几个世纪以来西藏文化中的灵性取向的程度，让这个“冰雪之地”成了名副其实的密宗教法的温床。除了在善巧方便和智慧教法的表达中涉及的改进之外，我认为这反映在可以称为这个教派的灵性教授法上，它将佛教看成一个九层的金字塔，有一个递进的教法，从上座部佛教一直到阿底瑜伽大圆满。

要谈佛教冥想，就是谈分别被称为上座部佛教、大乘佛教和金刚乘这三种不同形式的佛教——也被认为是佛陀生涯中的三“转法轮”——的冥想练习。

虽然大乘佛教源于对它那个时代的因循守旧者的局限的批评，而金刚乘（它在西藏达到了顶峰）宣称在佛教密教经典中的教法的效力优于小乘和大乘佛经中所表达的，但是我们可以说，在佛教中，所有这三种形式都是如法的（不像基督教，正典圣经只限于4世纪之前纳入的）。另外，很重要的一点是，要考虑密宗宁玛派[1]强调的一个观点，它的大意是，佛教冥想的不同形式应该被看作组成了一个单一的等级系统。因此，虽然大圆满，金刚乘中的最高教法，被认为是开悟的最直接方法，但是也得承认，只有某些人有能力在没有外密和内密三乘提供的准备的情况下练

1　宁玛派是藏传佛教始祖莲华生大士所创立的宗派，俗称“红教”。藏文“宁玛”的意思是“老派”，或“旧译派”，有别于后来其他祖师创立的“新译派”（白教、花教、黄教）。

习它。反过来，所有这些，都要求心一境性的开发——例如，在小乘安般念修习中加以培养。

1.上座部佛教中的冥想

我用上座部佛教而不是“小乘佛教”（Theravada，这个词是大乘佛教徒提出的，用来表明这条途径相比于“广阔道路”的菩萨典范的狭隘性）这个词来避免后面这个术语所隐含的轻蔑的含义。Theravada 这个词从词源上来说，指的是佛教中最为传统的僧侣教派，还有“古人”的意思。我们不知道当今的上座部传统（在东南亚盛行）在多大程度上反映了佛陀原始的教法，反正它自己宣称是最为真实地保留了。佛陀涅槃之后五百年，大乘佛教信徒认为他们太过于缺乏想象力，并且过于孤立地追求个人的开悟，并且现今有一点是清楚的，那就是上座部佛教徒强调原始冥想训练中的一种而轻视另外一种——因为古代小乘佛教冥想文集不仅仅包括了内观，也包括集中性沉思或者奢摩他——蕴含着专注力或者禅那[1]的培养。考虑到这一点很重要，因为藏传佛教中强调，真正的内观（也就是，超越了对短暂的心理现象的注意，追求灵性洞察的冥想）想要成功的话，需要有奢摩他的背景。

奢摩他

在阿马德奥·索莱-莱里斯的《安宁与洞察》一书中，他对上座部佛

1 巴利语jhàna的音译。心处于极专注所缘的状态，或以烧毁了称为敌对法的五盖，称为禅那。也有译为“弃恶”或“功德丛林”者。其意译为“思维修”或“静虑”。是禅的一种修持方法。

教传统中的奢摩他做出了一个清晰而简洁的描述：在早期传统中，心灵的安宁涉及聚焦于特定的一系列的四十个对象。在这些对象中，有些只适合于专注力的早期（称为 *rupaloka*，梵界），而其他少数几个（空无边处、识无边处、无所有处、非想非非想处）构成了对达成无色界的恰当支持。其中一些专属于形式和身体的领域：美德、慷慨、死亡以及四无量心：慈、悲、喜、舍。剩下极少数适合于支持色界中更为高级的专注力。对呼吸的专注是对冥想尤为重要的支持，并且在当今的上座部佛教中保留了下来，作为内观的准备。

安般念

在安般念（*anapanasati*，sati= 正念 / 回忆，*ana+apana*= 吸气和呼气）中，不仅仅是注意力的问题，还是无为的问题，并且由于个体被指导着只呼吸，尊重呼吸的自发性而不是控制它。

安般念的一个特殊形式（由缅甸人乌巴庆传播）指导练习者将他的注意力聚焦在口鼻区域——首先感受空气对鼻孔和皮肤的冲击，之后聚焦于皮肤后面的知觉（例如肿胀、振动、脉动、热，等等），然后聚焦于这些微细知觉延伸到头顶和整个身体。就像在道教传统中针灸的口鼻区域被视为是经络腧穴的终点，这一上座部佛教的技术似乎承认了它作为生物能循环的某个开关的功能，唤醒普拉纳现象的触发点。

内观

内观的经文基础是在巴利文《大藏经 · 四念处经》中发现的。

根据这个练习，对身体的冥想，不限于坐禅的时候。修习者被告诫说，要持续地觉知他的姿势，他的动作，他的呼吸，甚至他做动作时候的意图。然而，在坐禅中尤其强调的是，对感受的冥想，对心理状态和心理事件的冥想——尤其是五盖、五蕴和七觉支。我们有理由相信，整个《阿毗达摩》以及其中对心理事件的分类，是早期上座部佛教练习内观体验的结晶。

当今，两种类型的内观是上座部佛教中最为流行的。一个起源于马哈希·西亚多（在20世纪中叶），告诫修习者要将注意力集中在上腹部的腹壁上，它会随着吸气和呼气上下起伏。对这个上下起伏的觉察一直持续着，与此并行的，是对当下的全景式的觉知。另外一个方法，在十几年前在缅甸由乌巴庆传授，声称是从佛陀时代就开始的一种秘传，并且它主要聚焦于从头顶到脚底细微的身体觉知。

虽然内观通常被翻译为“insight（洞察）”，但是这个上下文中的洞察与当前心理学背景下的洞察之间有一个不同的隐含意义。当前心理学中，洞察指的是对我们心理活动之流下面隐藏的动机的体会，是关于不同的心理因素在我们的人格中联合起来的方式或者是关于这些在童年的起源。这里，它代表着对所有经验中的某些特征的敏锐觉知，某些跨越了所有心理状态的特征：苦、无常、无我或者“空性”。对体验之流的观察的修习，涉及对这些体验的考查，而实际上是对达摩的基本教义在体验上的证实，并且拔除无明。这些无明让我们将不断变化的无常的生命之流看成永恒的实体。因此，内观的修习超越了当前心理治疗领域中广泛流传的觉知练习：虽然它强调对身体和心理事件的关注的重要性，但是它并不仅仅只是对当前感知、情绪、思维和动机领域加以注意的练习，它还强调在冥想这些的时候要有一个特定的态度：一种不将内观固着于任何特定的东西或者拒绝任何东西的态度，一种“无选择的”觉知（借用现代人克里希那穆提引入的术语），并且最重要的是，一种出离和平静的态度。

2. 大乘佛教中的冥想

随着我从小乘佛教转到大乘佛教，冥想仍然在佛陀“八正道”的背景下持续进行，八正道包括智慧、行动以及冥想。而且，就像在小乘佛教中一样，在大乘佛教里，有一种称为“三皈依”的修行方式，或者称为皈依“三宝”——佛、法、僧。这也许可以被看成强调臣服的一种冥想方式。就像小乘佛教强调慈悲的培养，大乘佛教也一样强调，虽然这里爱和慈悲通过一个不同的理想人物的概念——菩萨——得到了进一步的强调，菩萨是愿意为了众生成佛而放弃自己个人的开悟的。受菩萨理想启发的一个特殊的练习就是菩提性的培养，这也可以看成一种强调意图的冥想形式（相当于犹太教的神圣意图）。它可以在发“菩萨愿”中得到集中体现，菩萨愿意味着一个人将个人开悟的追求献给所有众生的开悟。

毫无疑问，在我们这个时代最为重要的大乘教派是禅宗，这一名字本身源自梵文 *Dhyana*，它的本意是冥想。在这里，我将会把注意力放在禅的主要练习禅坐上。

禅坐

铃木俊隆（Suzuki Roshi，加利福尼亚州塔萨加拉寺院的创建者）的一次讲座，后来在他去世之后以《禅者的初心》为名出版，在这本书里他写道：

> 采取禅坐姿势的时候最为重要的事情就是要保持脊椎的直立。你的耳朵和你的肩膀要在一条线上。放松你的肩膀，头的背面要往天花板上挺直。并且你应该下颌微收。当你的下巴往上抬的时候，你的姿势里就没有力量；你很可能在发白日梦。还有，要让你的姿势

有力量，把你的横膈膜往下腹部压。

这将会帮助你维持你的身体和心理的平衡。当你试着保持这个姿势的时候，一开始你可能会觉得要自然呼吸的话有些吃力，但是当你适应了这个姿势，你就可以自然地深呼吸了。

你的手应该结“禅定印[1]”。如果你把左手放在右手上，中指的中间指节交叠在一起，两个大拇指轻轻碰在一起（就像中间夹着一张纸），你的手会形成一个完美的椭圆形。你要非常小心地做这个禅定印，就像你手里握着一个很珍贵的东西一样。你的手应该抵住你的身体，拇指大概在你肚脐的位置。轻轻地夹着你的双臂，稍微远离你的身体，就像在腋窝下夹着一个鸡蛋，而不去打碎它。

不要向两旁倾斜，也不要前后倾斜。你应该竖直地坐着，就好像用你的头顶着天空一样。这不仅仅是一个形式或者呼吸，它表达了佛教的一个关键点。它是你的佛性的一个完美表达。如果你想要真正理解佛教，你应该按照这个方式练习。这个形式并不是获得正确的思维状态的一个途径。采取这个姿势本身就是我们练习的目的。当你有这个姿势的时候，你就有正确的思维状态，因此没有必要去试着获得某个特定的状态。当你想要达成什么东西的时候，你的思维就开始游荡到别的地方去了。当你不试着去达成任何东西的时候，你就把你的身体和思维都放在当下了。一个禅宗大师会说：“逢佛杀佛！”如果佛存在于别的地方的话，就把佛杀掉。杀掉佛，因为你要

1 跏趺坐姿，两手平放于腿上，一掌置于另一掌之上。双手仰放下腹前，右手置左手上，两拇指相接。——译者注

回归你自己的佛性。

最为重要的点是你自己的身体。如果你弯腰，你会失去你自己。你的思绪会飘到别的地方去；你将不会在你的身体里。这不是正确的道路。我们必须存在于此时，此地！这是关键点。你必须拥有你自己的身体和思维。所有的事物都应该以正确的方式，存在于正确的地方。那么就不会有什么问题。如果我说话的时候，麦克风在别的地方，那么它就不会起到它应有的作用。当你的身体和思维井然有序的时候，所有其他的东西都会以正确的方式，存在于正确的地方。

这里，我们可以看到一个连续性，因为在哈达瑜伽里面也强调正坐，因为即使只练习一个姿势，在灵性上恰当的姿势的原则也是存在着的，就像正念的原则一样。

因此，一直要保持正确的姿势，不仅仅是当你练习禅坐的时候，而且在你所有的活动中。当你开车、读书的时候，也要有正确的坐姿。如果你在一个消沉的坐姿下阅读，你不可能长时间保持清醒。试一试。你会发现保持正确的姿势有多么重要。这是真正的教义。

除了身体觉知之外，禅坐还强调呼吸：

当你练习禅坐的时候，只有呼吸的动作还持续着，但是我们对这个动作是有觉知的。你不应该心不在焉。但是，觉知动作并不意味着觉察到你的小我，而是觉察到你的普遍本性，或者说佛性。

另外，禅坐还涉及对概念化的悬置：

这里，没有时间和空间的概念。时间和空间是一体的。你可能

> 会说，“我这个下午必须做点什么事情”，但实际上，并没有“这个下午”。我们一件接着一件地做事情，仅此而已。并没有“这个下午”“一点钟”或者“两点钟”这样的时间。你在一点的时候吃午饭。吃午饭本身就是一点钟。你会在某个地方，但是那个地方不能与一点钟分割开来。

而且，在禅坐中有内在自由的体验，放弃“小我”的控制：“给你的羊或者牛一个广阔的牧场才是控制它的方式”，铃木解释说。放弃控制意味着控制点从自我到整个存在的转变。

在禅宗里，奢摩他的元素超越了思维的平息：“因为我们把生活看成一个大的智慧的展开，我们享受生活的所有方面，我们不会去追求过度的快乐。因此，我们就会沉着而冷静。”

然而，虽然看似矛盾，禅宗所教导的无为态度，除非经过一定的挣扎，才能够达成：需要付出一定的努力才能够毫不费力。而且，在练习的过程中，障碍本身变成了发展接受如其所是的心态的挑战和机遇。

对禅坐的讨论，还需要补充一番话才能完整。我们要理解，我们不能把它仅仅当作是心理体操，它还是通往般若的途径，也就是说，它还是一种有助于获得看清思维的本质的智慧或者洞见的情境。在禅宗最早的文本之一——《六祖坛经》中，慧能通过叙述他成为六祖的过程，清楚地讲明了这个问题。简言之，五祖想要考查他的弟子的修行程度，设立了一个比赛，他从中脱颖而出。失败的一方对修行的理解是，擦亮思维这面镜子上的尘埃，而后来成为六祖的他更进了一步，说甚至那面镜子都不存在，一切皆空。

在简短地叙述了生平之后，慧能的佛经刚好开始讨论般若的主题，或者更确切的说“摩诃般若”——“超凡的大智慧”。

> 善知识，菩提般若之智，世人本自有之，只缘心迷，不能自悟。须假大善知识示道见性。当知愚人智人，佛性本无差别。只缘迷悟不同，所以有愚有智。

因为当今的西方人倾向于只学习冥想的技术，而把构成这些教法的背景放在一边，我认为有必要强调，禅宗的冥想不应该从关于空性的教导中割裂开来。即使是关于空性的错误观念也被认为很重要，正如慧能清晰告诫的：

> 善知识，若言看净，人性本净，为妄念故，覆盖真如。离妄念，本性净。不见自性本净，起心看净，却生净妄。妄无处所。故知看者，看却是妄也。净无形相，却立净相，言是功夫。作此见者，障自本性，却被净缚。今既如是，此法门中，何名“坐禅”？此法门中，一切无碍，外于一切境界上念不起为“坐”；内见本性不乱为“禅”。
>
> 善知识，何名“摩诃”？摩诃者是“大”，心量广大，犹如虚空。莫定心禅，即落无记空。虚空能含日月星辰，大地山河；一切草木、恶人善人、恶法善法、天堂地狱，尽在空中。世人性空，亦复如是。

公案

如果说目标是实现一种智慧，在安静而没有分别的状态下理解意识，那么，所有的冥想都是一个初步措施——一种有利的条件，超越的洞见可以从中产生。

作为佛法和冥想本身之间的桥梁存在的是公案。

禅宗的曹洞宗强调“禅坐”，我们可以说临济宗用公案这个工具来这样做，强调用言语表达来促进对思维本质的深刻理解——所有的公案都是传达这个基础洞见的直觉和诗意的方式。一个公案不是一个要去考试的东西，而是要专注于其上直到它自己解开了，或者用一个传统的比喻，直到我们自发地理解了它的意义，就像我们在街上认出了一个老朋友。这一理解不是来自推理，而是从通过持续专注带来的心理状态中得来的。

我认为铃木大拙在《禅宗佛教僧侣的训练》中对参公案的自传体描述，也许比抽象的思考更能传达这项修行的本质：

> 我那四年忙于各种各样的写作任务，包括将卡卢斯博士的《佛陀的福音》翻译成日文，但是我始终绞尽脑汁想要攻克它，毫无疑问，它是我的当务之急，并且如果我不能理解它，生活对我来说就没有意义。很多时候，一个人生活中有必要出现一些危机，让他可以将他所有的力量都集中在解决公案上。在这白隐禅师[1]的一名弟子编辑的一本，讲各种在禅修中遇到的棘手问题的书《荆棘和蓟的故事》中，得到了很好的说明。
>
> 一位从冲绳来的和尚在水鸥，白隐禅师最杰出的弟子之一那里学习禅宗。水鸥是一个性情粗暴，意志坚定的人。正是他教会白隐禅师画画。这个和尚在水鸥身边待了三年来解决一个巴掌大的公案。最终，他回冲绳的日期日益临近，而他还没有解决他的危机，他深

1 白隐慧鹤出生于江户时代中期，是佛教里临济宗的中兴祖师，被誉为“五百年间出的大德”。

感痛苦，声泪俱下地去找水鸥。这位大师安慰了他，说：“不用担心。把你离开的时间再推迟一个星期，继续全力以赴地打坐吧。”七天过去了，但是这个公案还是没有得到解决。这个和尚再次来到水鸥身边，水鸥安慰了他，让他再推迟一个星期回去。当那个星期结束的时候，他还是没有解决那个公案，大师说：“历史上有很多人三周之后获得了顿悟，所以再试一个星期吧。”但是第三个星期又过去了，公案还是没有得到解决，因此大师说：“再多试五天吧。”

但是五天过去了，这个和尚在解决公案上还是没有进展，因此大师最终说，“这次试试三天，如果三天之后你仍然没有解决公案，那么你必须自杀。”然后，这个和尚第一次决定用尽所有的力气来解决这个公案。三天之后，他解决了。

铃木自己解决他第一个公案的经历，是“天无绝人之路”的另一个实例。

这个危机或者绝境降临到我头上，是最终决定我要去美国帮助卡卢斯博士翻译《道德经》的时候。我意识到，那个冬天的静坐敛心[1]可能是我最后一次机会了，如果我没有解决我的公案，我也许永远也解决不了。我必须将我所有的精神力量放在那次静坐里面。

直到那个时候，我总是可以意识到无就在我的脑海里。但是只要我对无有意识，就意味着我和无之间是分离的，而那不是真正的三摩地。但是在那次静坐的后期，大约是第五天，我停止了对无的

1　禅宗中的摄心，静坐敛心，指静坐沉思四至七天。

意识。我和无合二为一了，因此就没有意识到无所暗含的与无的分离。这是真正的三摩地状态。

但是这个三摩地是不够的。你必须从那个状态中出来，从它里面觉醒，而那个觉醒就是般若。从三摩地中出来，如实知见——那就是顿悟。在那次静坐敛心的过程中，当我从那个三摩地的状态中出来的时候，我说："我明白了。这就是它。"

我不知道当钟声响起，我从中觉醒的时候过了多久。我是和禅师一起参加静坐的，然后他问我了一些关于无的问题。除了一个问题没有回答上来之外，我回答了其他所有的问题，我在那个问题上犹豫了，他马上让我出去。但是第二天早上，我又去静坐敛心，而这次我可以回答那个问题。我记得那天晚上，在我回到禅房的时候，看到月光下的树。它们看起来是透明的，而我也是透明的。

3. 密宗中的冥想

初步练习

密宗教授法必不可少的一部分是所谓的初步练习。在这些里面，通常的初步练习是我们在任何传统里都可以找到的反思性质的冥想，它们实际上是对某些问题的深入考虑，并且带着将它们放在心里融入日常生活的目的。因此，修行者被告诫说，要珍惜人身的难得，并且懂得把握生而为人的机会，并且如果不去修行的话，就会沦为其他的六道，比如畜生道（天道在佛教里是幸福的，但是逃不出轮回，并且没有人类可以自我完善这一优势）。根据中国人的观点，与形成正确的动机一样重要的是，对一个人死亡的必然性的沉思。

更加特定的初步练习（归类在 *nyundro* 的名字之下）涉及各种类型的明显形式，下面我只会简单提及一下：

a）第一个是皈依的练习，这在所有佛教教派中都有，但是在金刚乘中在很多方面做了扩展。在外面的层次上，它涉及磕长头——更确切地说，同时有磕长头、对前面三个脉轮的专注、对皈依三宝的沉思，以及除了所有这些之外，内心的臣服。而且，它还扩大到包括对上师和其他精神存在（本尊或者守护神、空行母和保护者们）的皈依；此外，它从佛法僧外在的或者文字的含义扩展到对它们的理解的一种微妙的进展层面。因此，在小乘佛教的皈依中，皈依法意味着一种相信教义的态度，在金刚乘中皈依法也许意味着在修行的时候要臣服于宇宙法则，就像道教徒臣服于道，基督徒臣服于上帝的旨意一样。同样地，皈依僧，在小乘佛教里意味着面对僧侣和尼众的时候的一种接纳，在金刚乘中，要求臣服于所有开悟的圣徒之间的伙伴关系。

b）金刚乘冥想——包含在 *nyundro* 中的另外一个练习，将佛教和几乎所有其他形式的灵性修行结合在一起，它公认净化和赎罪是通往更高意识的途径。这里，忏悔是在修习者的头顶上将佛陀视觉化，在修习者重复密宗咒语的时候，佛陀的光从他的头顶进入他的身体。

c）但是所有初步练习中最为重要的一个是，一直位于金刚乘途径的每一步背后——菩提心的培养，这是一种冥想的形式，焦点在于，努力获得个人的开悟是为了众生的利益。人们认为，这种对慈悲心的有意识培养对于组成金刚乘道路的特定练习的成功是最为重要的，直到菩提性从对空性的体验中自然升起。

d）另外一个练习——曼荼罗供养——也回应着宗教生活中广泛的供养练习，只是这里的供养是通过视觉化由头脑所想象的。

e ）在 *nyundro* 中最重要的是上师相应法的练习，可以说它远非一个初步练习，因为在这条途径的最后都会对它加以强调。在上师相应法中，修习者培养一种接受性，可以从他的冥想大师那里直接传达意识。

观想与本尊相应

我们可以说，正如西藏位于远东和近东中间，在灵性世界，它也处在西方先知灵性传统和东方瑜伽道路的中间。可以说，西藏密宗教义，是一半瑜伽一半宗教。

西藏途径的虔诚方面，我认为是世界上最详尽的，因为观想与本尊相应将鲜活的预言传统与最为深刻的虔诚创造性（其中——在印度密宗中也一样——虔诚的生活与视觉化以及专注冥想交织在了一起）还有“能量瑜伽”结合在了一起。

密宗的方式是以唤起和祈祷作为开始，以与唤起的神在心灵和身体上认同作为结束。

下面是从宗喀巴对观想与本尊相应的描述中摘选出来的，他描述的是所谓的“发展阶段”：

> 一开始（瑜伽行者）应该逐步将守护神视觉化，直到守护神的整个身体都完成。如果视觉化的守护神有很多个面和胳膊，瑜伽行者应该不顾及其他的，而是将注意力放在视觉化两个主要的胳膊和一个主要的面部。有两种视觉化守护神的身体的方式：一种是从脚到头向上的方式；一种是从头到脚的向下的方式。守护神的身体应该作为一个整体被清晰和生动地想象出来。但是，瑜伽行者应该视觉化整个身体，而不是以特定的细节，而是整个身体立刻是完整的；然

> 后，轻柔而放松地保持住这个形象，没有半点分心。如果有任何干扰的或者各种各样的思绪产生，容易导致冥想者被带走，冥想者应该觉察到，并且将他的心带回到冥想的对象上去。如果视觉化（心智图像）变得不清晰，瑜伽行者应该刷新它，更加生动地去看它，直到它再次变得清晰……在掌握了上面提到的速写式的视觉化之后，瑜伽行者应该接着视觉化其他的面部、胳膊、装饰品等，直到所有的细节变得完整和完美。其后，应该视觉化空行母，然后是其他的神灵。

最后，瑜伽行者能够清晰而生动地想象所有的神灵和坛城，以及在一个完整的广阔无边的宫殿中的所有物体，总体的和细节的，所有这些同时在完美的专注中呈现。瑜伽行者被要求达到这个阶段。

现在是神的庄严的教法：

> 瑜伽行者应该升起神的庄严，并且在心里想“我是佛陀如此这般”。将注意力集中在这个上面。如果形象变得不清晰，瑜伽行者应该再次刷新它。开始的时候，做这个冥想的时候需要付出一定的努力，之后，瑜伽行者将能够在冥想时间段之后在他的日常活动中维持稳定的神的庄严的感觉。当他达到了这个阶段，他维持视觉化的心理能量足以让他承受变动的环境，他将能够在两次冥想时间段之间维持住神的庄严。视觉化练习和神的庄严的练习应该交替进行。

虽然所有的神都是成佛状态的表达，但也许某个特定的神对于一个修习者来说是尤为合适的，而灵性导师知道给每个人分配什么“本尊”。然而，应该在这里指出的是，在密宗体系里，观想与本尊相应并不是某个与无相禅，或者智慧的开发（在这个背景之下，与对空性的理解是等同的）独立开来的东西，这一事实与下面这一事实是相呼应的：指导修习者视觉化的教导，让神从空无中形象化出来。

这项练习的最终目标——在“完满阶段”得到了进一步的完善——是将修习者的身体、声音和心灵转化成神，这样所有的声音都变成了咒语，并且所有的视觉感知都变成了具有开悟性质的坛城的一部分。

无相禅

金刚乘的贡献并没有以产生最为浩大和最为复杂的宗教团体而告终。它还以大手印（宁玛派）和大圆满的形式包含着最为详尽的冥想教法。

大手印

大手印是一个渐进的道路，包含四个阶段，每一个阶段又进一步细分为三个层次的熟练程度：专注、无生、一味和无修。

这个练习的开始是发展内心平静（奢摩他）。一旦奢摩他建立了起来，就有可能进入内观的修习——在内观中，专注的心聚焦在它自己的静止状态之上。

在心灵的静止中，你的心变得像一面镜子。带着有穿透力的洞见，你考查这个镜子的本质以及里面的意象。这两者在看的方式上稍有不同。在心灵的静止中，你的眼睛应该看向正前方，放松而聚焦。对于有穿透力的洞见来说，看得更加用力，并且稍稍往上看。这让心灵提升并且变得敏锐。这个区别就好像是你垂着胳膊和把胳膊弯起来一样。

然而，心并不能够像一个主体面对一个客体一样看自己；就像卡卢仁波切说过的，“去观察心意味着心在它自己那里保持着，没有心的造作，在它自己的本性之中休息”。

当一个人让心可以在它自己里面，以它自己的本质休息，没有任何心的造作，那么它就会在它自己的空性中休息，带着它自己的明晰；那就是大手印。这个大手印也被称为平常的智慧或者平常的觉知。

我从霍普金斯《对空的冥想》一书中摘选了一段：

> 一旦获得对心智的本质的最初直觉，冥想者的目标就是在有心理活动的时候维持这一认识，并且观察正在思考中的心智。一个冥想者的一生中，在很长的一个阶段里，对现象的感知和对空性的认识是相互交替的意识状态，虽然最后的目标是认识到“世俗二谛”的一致，并且获得维持空性的观点又可以同时感知到多样性的能力。最终，体验的所有方面，以及所有的意识状态，最后都被感知为与感知它们的心智没有区别。它就是所谓的领悟到“一味”——而它反过来需要得到培养，直到对它的领悟是完全稳定的，因此没有必要再去刻意冥想。

这个最后阶段的练习是进一步对空性的精通，而对空性最初的直接认识是在无修阶段（或者“见道”）。这相当于对《般若波罗密经》观点的深化：

虽然现象似乎是自性存在的，他，就像一个看待自己的戏法的魔术师，知道所有的现象是没有自性存在的。*The Gem Ornament* 中解释说：

> 一旦我们有了对心智空无的、清晰的和无碍的本性的体验，那么随之而来的体验就是，心智的所有内容都只是心智本质的表达，而不是真的有那些东西存在……那么当一个情绪比如诱惑在心智中出

现的时候，它被感知为如其所是，只是那个空无的、清晰的和无碍的心智本性的一个显现。没有必要认为那个情绪或者欲望本身有一个实体。没有必要假定这个情绪是不同于一个空的心智的空的显现之外的某个东西。

大圆满（无上瑜伽，阿底瑜伽）

近些年，大圆满教法在西方变得越来越可获得，名声也越来越大，但是相比而言，目前为止关于大圆满教法这一最高法门的出版物极少。这似乎自然地反映出，即使在西藏，大圆满教法也被认为是最秘传的。

因为大圆满中基本的冥想——*Trekcho*和*Togyal*——到目前为止还没有在出版物中得到解释，我在描述古典形式的时候将对它们的描述包含进来就不太合适。然而，尽管如此，对我来说，适当提及冥想中的大圆满传统，以及大手印，也是可以的，它也许可以被看成一种可选方案——也是对那些恰好适合或者准备好的人更直接的一种途径。

就像克莱门特在南开诺布的书《大圆满：自我完美的状态》的引言中指出来的，大圆满是一种可以不放弃任何东西，不用投入“任何与一个人的正常日常生活不相容的活动”的修习方式。

大圆满和大手印在出发点上是相同的，都是奢摩他，它们也都聚焦在对心智本质的理解上。比在大手印中更进一步，强调理解——甚至可以说，冥想就是对大圆满观点的深刻理解，以及在世俗生活中维持这个观点的能力。这个观点，相当于对本觉的理解，一般是通过水晶或者镜子的象征来表达的，它们两者都是空的，都可以展现光：可以说，正是镜子的空让它可以反射光，而水晶的空让它透明，因此修习者被告诫去认同心理事件的透明母体，而不是体验的细节。

对噶拉多杰的六首诗，尤其是噶拉多杰的声明“现象的本质是非二元的，但是每一个，在它自身的状态下，是超越心智的限制的”，南开诺布评论说“虽然表面上存着无限数量的东西和现象，但是它们的真正本性是一，并且是相同的”。

谈到修习，诺布喇嘛一开始就指出“大圆满的修习据说是‘毫不用力’的；一个人不需要去创造、修正或者改变任何东西，而只需要在‘当下如是’的真实状态下找到自己”。

在 Upadesha 关于大圆满教法的作品集中，他进一步解释有“在冥想中持续的四条道路，被称为‘让它如其所是’的四种方式：第一个，与身体有关，据说是‘像一座山’”。

在大圆满中，尤其强调对空间和无限的感觉的培养，就像某些大圆满密续强调对心智的本质的理解一样，其他的强调空间。下面十三世纪的却汪上师的诗就用到了空间的力量来消解自我，他在《排空地狱的深层》中写道：

> 执着于实体真实的幻觉是多么痛苦啊！
> 在没有形状的宽广、没有概念的快乐中得到弥补。
> 执着于胜负的二分中是多么焦虑啊！
> 在同一的纯粹快乐的宽广中得到弥补。
> 忘记了自我认识的必要性，被闲散的快乐所占据，
> 迷失了他们的道理的有情众生是多么可怜啊！
> 在无分别心的宽广中得到弥补。

虽然不是佛教书籍，达腾转世仁波切的《时间、空间和知识》具体

表达了一个大圆满大师对空间的理解，我认为这里提到它是合适的，因为我不知道任何其他出版的作品如此有益于对空间的经验上的理解，这一理解典型地受到了阿底瑜伽教法的强调。

就像在所有秘传传统中一样，以心传心的元素在大圆满传承中是很鲜明的："大师和知识的状态是不可分离的，在大圆满中，事实上，发展冥想的基本练习之一是上师瑜伽，或者'上师相应法'。"

忿怒母[1]

除了视觉化练习和无相禅，西藏瑜伽还包括一个意识开发方面的重要贡献，关于普拉纳在藏语 nadis—Zalung 中的移动。这项工作在宁玛派阿努瑜伽倒数第二个状态中受到了特别强调，并且与之前通过引用宗喀巴描述过的成长瑜伽，或者发展阶段的练习之后的完成阶段密不可分。在这个阶段，工作的目标是将普拉纳向内导入中脉，并最终进入心脏区域，在那里，它起到通往最微妙意识——与死后状态等同——的载体。

能量瑜伽本身的开始，是那洛巴六瑜伽中的第一个，埃文斯-温茨在《西藏瑜伽和秘密教义》一书中将它描述为"灵热"瑜伽。虽然书面描述不足以指导对它感兴趣的人进行实际的练习，但是，为了让读者对这项练习和道教的"九转内丹术"之间的相似性有个概念，我会引用埃文斯-温茨所写的书中的段落。

1　又名拙火瑜伽，为那洛六法的基础，目的是驾驭能量在体内经脉和脉轮中的运行，主要着重于脐轮。——译者注

> 想象在空无、朦胧的身体的中心，空无的中脉，空无象征现实的真实本质（正如空性）；它是红色的，象征着福气；明亮，因为它的精神运作消除了无知的遮蔽；它的垂直性，象征着生命之树的树干。想象它，被赋予了这四项特质，从梵穴，延伸到肚脐之下四根手指宽的地方（也就是海底轮）；它的两端是平坦的；在它的左边和右边，左脉和右脉（也就是阳脉和阴脉），就像一只瘦弱的羊的肠子，从大脑上方延伸到面部的前面，在那里止于两个鼻孔。想象这两个辅助神经的下端，就像字母cha（Щ）的底部一样，由一个完整的循环进入中脉的下端。
>
> 从这个地方（顶轮），这三个心灵神经交会的地方，在头顶（梵穴），想象32根附属心灵神经向下放射。想象16个从喉轮向上放射。想象8个从心轮向下放射。想象64个从脐轮向上放射。这些附属神经的每一组都可以想象成像太阳伞的伞骨，或者双轮马车的轮辐一样，它们的连接部分是中脉、左脉和右脉。

这个练习的核心是，想象在下腹部有一个红色的曼怛罗音节，直到那里感觉到发热，通过它点燃“内火”，然后逐渐培养它，让它沿着中脉越升越高，直到它在头顶的白色种子音节中融化。当这两个“微妙的物质”——火和水——相遇的时候，后者会被感觉为融化并且从中脉滴落，渗入不同的脉轮，导致不同品质的狂喜，并且还打开与每个人体环节相应的脉轮。

虽然只有那洛巴六瑜伽中的第一个，拙火瑜伽，可以说是最重要的一个，因为它是其他几个的基础，而反过来说，其余几个，会从它那里自发地流动出来。

其他练习

我认为，对西藏冥想传统的描述，还要加上一点才能完整，那就是，密宗练习涉及同时沿着不同的路径努力，这样这一传统不仅包含更丰富的资源，而且告诫修习者同时使用不同的资源。为了强调这一点，并且因为它所带来的启发作用，我将会在下面引用七世达赖喇嘛（1708—1757）的一首短诗，这首诗的翻译者和编辑认为，它“里面包含了佛经和密续的精华”。它的标题是《按照空性的观点对冥想的指导，四正念之歌，让成就之雨洒落》。它的第一部分是关于对老师的正念（不要让你的思维散逸，把它放在对佛一样的上师的崇拜和尊重上）。第二部分谈的是对利他主义的渴望最高层级的开悟的正念——也就是，菩提心和开悟心的培养。第三部分是对人的身体作为神圣身体的正念（称为“神圣自豪”的培养），第四部分谈的是对空性观念的正念，它里面说道：

> 在各种表象和六识的交叉口，可以看到毫无根基的二元性所带来的迷惑，令人迷惑的魔术师所造成的幻觉表象。不要认为它们是真实的，看到它们的空性本质，不要让你的思维散逸，把它放在表象和空性里面，不要忘记你的注意力，把它维持在表象和空性之中。

六、道教中的冥想形式

道教的社会背景似乎可以忽略，至少在外人看来是这样。认为自己是道教徒的人比认为自己是儒教徒的人要少，而有道教冥想经验的人就更少了，因为道教一直都是一个秘传的传统。很难去评估它对世界有什么影响，有意思的是，在最近几十年里，《道德经》被翻译成了英语，还有很多种其他语言。要评估秘传道教的嫡系传承就更加困难了，虽然它可能仍然在东方流传着。

我认为，对道教的描述很适合于西方世界我们所处的这个年代，那就是，从歌德和浪漫主义的时代开始，从早期对超验的上帝的忠诚部分转换到了与自然的亲近。对道这个词的一个翻译就是自然。当今的心理学重新发现了自发性和道的重要性。艾伦·沃茨是美国加利福尼亚州道教的一个很有影响力的发言人，而新世纪的精神中含有一定的新道教元素——它无神论的语言，以及对自然的强调，还有对自发性的强调，都与心理治疗的理念相契合。

道教不仅和佛教一样是无神论的，而且它们都把终极视为空无。老子带着一点幽默告诉我们，道，本质是空无，是“万物之母”。这和普罗提诺，古雅典最高法院的法官狄俄尼索斯（他提醒我们，隐藏的神比我们能够感知到的神要更为高级），还有卡巴拉（原人阿当，即宇宙人的王冠，最初是由无限放射出来的）的观点并没有太大的区别。“名可名非常名”——《道德经》这样开头，而它的结尾是“知者不言，言者不知”。

现实中的道教可以说在语言和风格上非常的医学。我有幸和邱方初大师学习，他是72世道长的学生。当他在20世纪70年代从台湾地区移民到加利福尼亚州的时候，我邀请他到我的机构（SAT）教学，他告诉我们：“你们都对开悟感兴趣，但是我们道家对健康感兴趣。一旦能量按照它本来应该的方式在身体里面运行，灵性体验就会自然而然地到来。那么问题是，健康本身。”我引用他的话，当然并不是要质疑道教神圣和超验的“长生不老”。中国人强调健康胜过任何“更加特殊”的东西，我认为，这体验了遍布于这一传统的平静和沉着，以及一种自然而然的“秘密会自己保护自己”的秘传态度。

要解释道教冥想的细节，将会是一件非常专业的事情，但是有必要指出的一点是，它是一个过程，很像在密宗里面：修习者冥想的时候，遵照层层递进的指导，按照顺序进入不同的阶段，可以类比于化学，具体来说，第一步是“小周天”，第二步是“大周天”，第三步是精气神结合在一起，形成“圣胎”（最后一步，圣胎从修习者的头顶排出，修习者与终极虚空连接在一起）。

随着荣格的书《金花的秘密》在西方的流行，书中给出的一些评论，对“回光”的过程做了一个不完整的描述。但是，尽管如此，这本书也是一个伟大的精神宝藏。

它最开始的几行，可以看成在相关的传统中与道教类似的观点的“罗塞达石”中的一部分：“《太乙金华宗旨》说：自然曰道，道无名相，一性而已，一元神而已。”道教徒最大的特征是，冥想是为这个终极的超越“万物”的胎儿一般的意识做准备。

根据《金花的秘密》，“神奇生命的秘密在于，用行动来获得无为”。我们可以说：然后是“无为而有为”，一种从深层次的自发性和对整体的臣服而来的有为。

和在密宗里一样，某些身体区域被看成通往神圣体验的关卡。其中有三个得到了强调，尤其是“天心”，位于两眼中点的后面，那里是“至虚至灵之神所住”。《太乙金华宗旨》的作者告诉我们：“儒曰‘虚中’；释曰‘灵台’；道曰‘祖土’，曰‘黄庭’，曰‘玄关’，曰‘先天窍’。”

“诸子只去回光，便是无上妙谛。”

在文本的一开始，作者强调把注意力集中在前方中心的重要性，并引用了更早的经典书籍《黄庭经》中的话："寸田尺宅可治生，尺宅面也，向上寸田，非天心而何？……乃至虚至灵之神所住。"

然后，修习者学着回光，如果回光的时间持续足够长，光可以凝结为"自然法身"[1]。

回光由元神产生，元神通过将注意力集中在"方寸"之上才能找到。只有元神和真性超越了时间和空间，并且超越了光明与黑暗的二元对立。只有守护元神，见到人的"本来面目"，才能超越于三界之外[2]。

丹道，作者继续说，涉及三种材料：精水、神火、意土。以神火为用，意土为体，精水为基。

你可以在西藏的拙火瑜伽，还有非佛教的印度密宗的内火的修习中看到类似的模式，这些和中国的内火的提升方法有类似之处。如果你想把握冥想的全景，注意到其中的区别会让你更加头脑清晰，然而，这些区别可以看成象征上的区别，或者换气和刺激同一个过程的不同方式的区别。在印度的练习中，脐轮的火被引上去，到达眉心轮和月亮的形状类似的身体部位，然后相继滴入并充满它下面的身体部位，让身体焕然一新，而在道教中，上升的过程被看成一系列的转变。首先，在肚脐下面的下丹田，"炼精化气"，然后在中丹田（绛宫）炼气化神，最后在"泥丸宫"炼神还虚。

1　原文为：光易动而难定，回之既久，此光凝结，即是自然法身。——译者注

2　原文为：凡人投胎时，元神居方寸。……惟元神真性，则超元全而上之。学人但能守护元神，则超生在阴阳之外，不在三界之中。此惟见性方可，所谓本来面目也。——译者注

我认为比《金花的秘密》更加完整的描述，是陆宽昱[1]翻译的道教大师赵避尘的著作《性命法诀明指》。这本书的十六个章节，描述了从开始到最后的精神炼金术，“为了跳脱肉身凡胎，进入不死的神圣状态”。它的文本，就像一般的道教文本一样，和西方炼金术一样，充满了难以理解的语言——最开始是为了让心术不正的看不懂这些文字。我引用一段陆宽昱对早期阶段的总结：

道教炼金术放弃了世俗的生活方式，将通常用来满足性欲、繁衍后代的精气用来修炼。一旦这份精气想要寻求通常的发泄途径，它就被转回来，由内火驱动，并且被有规律的呼吸点燃，进入小周天进行升华。小周天起始于脊椎的底部，称为第一关（尾闾），然后从这里上升，到达位于两肾之间的第二关（夹脊），然后上升到后脑勺，称为第三关（玉枕），然后到达大脑（泥丸）。然后它从面部下降，达到胸口和腹部，回到它升起的地方，这样就完成了一个完整的循环。

控制呼吸意味着，深深地吸气，到达下腹部，让内火上升，对原本就在那里的精气施加压力，让内火和精气同时沿着督脉上升到头部。然后呼气，让下腹部放松，这样上升到头部的内火和精气沿着任脉下沉，这样形成小周天的一个完整循环。

---

1 陆宽昱（1898—1979），广东人。初礼西康之呼图克图（活佛或圣者之意）为师，其后师事虚云和尚。生平以翻译汉文佛典成英文佛典为职志，致力于向西方传布佛法。晚年住在香港。译著有《禅的教义》《维摩诘经》《中国禅定的秘密》《楞严经》等书。

这些持续上升和下降，让精气得到净化，然后沉入位于肚脐下方的下丹田，这样它就能转换为“气”。

小周天有四个基本方位：底部是会阴穴，是精的汇聚之处，顶部是百会穴，还有位于两者之间的穴位，一个是脊椎上的至阳穴，一个是身体前面的膻中穴，精气在这里通过小周天的运行得到净化。

赵避尘大师的书中的不同章节涉及一个很长的过程的连贯阶段，我认为我们最好把讨论限定在第一章“安神祖窍”。

我直接引用原文：

我师了然、了空禅师曰：“初炼性命之功，先得炼性。每于静坐之前，务要扫除一切杂念。宽放衣带，身体不受束缚，自然血脉流通无阻。及入坐时，身如槁木，心似寒灰。两目下观鼻准，不可太闭，太闭则神气昏暗；亦不可过开，过开则神光外驰。当以垂帘看鼻准，意念在两目中间齐平处为最佳。久之，慧光自然现出。此修丹起初收拾念头之法。

俟心气适和后，含眼光，凝耳韵，舌顶上颚，调鼻息。如息不调，恐有闭塞喘急之患。息调，身心全忘。塞兑，终日如愚。”

七、萨满教中的冥想形式

现今，我们会认为萨满教相比于那些“高级宗教”来说，是一种更加古老、更加简单的灵性形式。

历史学家似乎仍然在争论，古代文明（公元前6000年到公元前1000年出现的）到底是遍地开花，还是从一个地方起源然后散布各地。不管答案是什么，有一点似乎是肯定的，那就是当我们设法弄清楚位于古典文明核心的宗教传统的历史来源的时候，将会发现，它们都发展于一个共同的背景，那就是萨满教式的灵性传统。在有些例子中，从萨满教到僧侣王的过渡，被以一种神秘的方式庆祝着，比如墨西哥羽蛇神的出现，以及伊朗的查拉图斯特拉（尼格伦认为他是一位革命性的萨满巫师），还有古埃及的俄赛里斯的出现。

虽然总体上来说，萨满教包含一种狄俄尼索斯的灵性传统，强调恍惚、附体和内在指引，但是可以说，萨满教是一种最没有成文的教义，并且，相应地，最具体验性和可塑性的——这让它与我们这个时代尤其相关。

一旦萨满教被纳入冥想体系中，第一件要注意的事情就是，它也许会被看成最不系统化和最即兴的一种。

虽然在米尔恰·伊利亚德经典和整合性的工作中，萨满教的副标题是“狂喜的技术”，但是很明显的是，萨满教除了技术之外，还强调情感感染、灵感和其他的因素。

有人甚至会质疑将萨满教和其他冥想“系统”列在一起是否合适；但是我认为，对萨满教的陈述，一定可以当成是对目前活跃的冥想体验的描述中的一部分。此外，我认为一种新的萨满教正在我们之中出现，我们甚至可以说，正在浮现中的时代精神在性质上是有些萨满教式的，因此我们逐渐对“经典”萨满教感兴趣，并且很欣赏它。同时，我认为萨满教——一种不仅现在存在，而且可以认为是在文明出现之前就已经存在的灵性传统——也许对我们之中，那些深受文明病还有文明的机构对灵性传统的法典化的弊端之苦的人，有着特殊的教育价值。

可以说，萨满教比道教和密宗更加强调冥想“放下”的一面，因为它是一种恍惚的冥想体验，因为个体对放下自我的培养而出现，并且它还包含发展某种引导技巧来学会放下。萨满教的两个显著特征——神灵附体和幻觉体验——尤其体验了对臣服的完善：在神灵附体中是对身体和声音的臣服；在幻觉体验中，是心智的臣服，还有跟随内心幻觉的艺术。反过来，与此相关的是，萨满巫师的角色不是站在人性之上或者之外，而是全心投入人类生活中去。

除了萨满教的狄俄尼索斯性质之外，有必要指出的是，萨满教式的灵性传统与对动物生命的欣赏和对动物本质的神圣性的感知关系密切——一种对自然更加普遍的欣赏的表达。不同于后期宗教的表达——在天堂和人间有着截然的区分，我们发现在萨满教中，有一种巴比伦和埃及——那时候上帝被描绘成长着人类的脸，反之亦然——之后，在高级宗教中极少呈现的一种体验的形式。

我认为，对动物助人者的想象，是对我们自身“神圣内在动物”的一种投射，而后来的宗教倾向于让我们远离这种想象，而与激情所做的必要的挣扎，与对本能的敌意混淆在了一起。道教和密宗现在仍然将生物性和灵性同化，但是在整体上，可以说，这样的洞见只能被一些秘传的少数人群在体验上感受到，而宗教的流行表达和这方面的一般性体验，通常都包含某种摩尼教式的观点，将自然和魔鬼联系起来。

我们可以说，现存的萨满教，强调我们在人间和自然界的根基，构成了“母系社会”灵性的残留，与威严的、“父权制的”和阿波罗式的高级宗教的灵性相对立。

在萨满教中，最典型的就是，在萨满巫师职业生涯的开端，自我唤起或者自发的启动——一种与神召、意外相关，或者与两者同时相关的情境。

除了神召、意外、毒品和战士的勇气（愿意进入精神病性的领域，经受住生命中的死亡）之外，萨满教中还有其他突出的元素，比大部分宗教都更加显著。最后一个要点是，萨满教在技术之外强调情感感染的因素——仅仅经过接触来传递灵性体验。

说了这么多，还要补充的一点就是，如果宣称萨满教只是持续不断的创造力和灵感，它没有产生任何形式的话，就有点言过其实了。

考虑到萨满文化的多样性，它的形式在一个层面上来说是无穷多的。然而，如果我们要寻找一些普遍性的话，我们可以发现，除了臣服于更高级的启示的愿望之外，还有苦行、祈祷和仪式。尤其典型的是，用打鼓、歌唱和舞蹈作为祈祷的延伸，并增强幻觉。伊利亚德评论了将萨满巫师看成“火的主人”的这一广泛流传的观念，但是我认为真正的问题是内火（通常被称为昆达里尼）与象征或者仪式的外形相混淆了。“昆达里尼领域”也属于萨满巫师的动物认同或者“动物助人者”，以及萨满教中对骨骼的强调，就像在身体的转化中提到的一样（见第三章）。虽然要在无数的萨满文化中描述特定的技术将会是无穷无尽的，但是我在下面将会引用一个相当独特的方法，通过对骨骼的觉察达到灵性上的觉醒。

> 要想成功获得这一体验，需要他长期忍饥挨饿，并进行精神上的沉思，以获得将他自己看成一具骷髅的能力。当拉斯马森向萨满巫师询问这一灵性练习的时候，他给出了一个相当模糊的答案，然后这位著名的探索者概括如下：“虽然没有萨满巫师可以向自己解释怎么样以及为什么，但是他可以，通过他的大脑源自超自然的力量，可以说仅仅通过想法，褪去他身体的血和肉，这样他就只剩骨头了。然后，他必须为他的身体的所有部分命名，叫出每一块骨头的名字；

这样做的时候，他不能使用日常的人类语言，只能用他从他的老师那里学来的特殊而神圣的萨满巫师的语言。就这样，将他自己看成裸体的，从易于腐坏和暂时存在的血和肉中完全解脱，用萨满巫师的神圣语言，通过他的身体中在他死后，最能经受风吹日晒的部分，完成将自己献给神的伟大任务。”

后　记

在我写了本书中主要灵性传统中的冥想技巧的综述之后，15 年一晃而过，这些综述的完成激励着我编辑这本书，而这篇综述似乎是本书一个不错的开头。我希望，我还写了这个冥想的地形学如何支持我提出的分类法，以及如何支持我对“沉默之道”“臣服之道”，还有正念、出离、慈悲和虔诚的普遍性所做的论述。我还希望，我花一些时间明确比较了道教的九转内丹术、昆达里尼瑜伽和密宗“内热”的修习之间的差异。我说我希望我这样做了，是因为现在，我已经 73 岁高龄，我生活的重心已经发生了转换，我不可能考虑再去修订我过去的作品。

这本书的西班牙语和意大利语版本已经出版很多年了，所以当我看到这本书的英文版的校样的时候，我再一次想到，这本书是很多文稿拼凑而成的，并且忍不住会想，我现在的读者与我酝酿和写作这本书的时候心里所想的读者，将会非常不同，因为似乎那一代真理追求者已经沉寂下来，美国“人类潜能运动”的时代精神已经被我们美丽新世界的营销和广告精神所取代。

于是，我问自己，我的书在当今能起什么作用呢？虽然我不能说我有明确的答案，但是我猜想，英文版的姗姗来迟也许正是时候，并且，除去这些表象，在这个宗教变成过去迷信的时代，比起在新世纪余波阶段，如果读者在看到我写的东西的时候还会心有灵犀的感觉，那么这本书可能会更加有意义。

至少，我是这样希望的。并且我告诉我自己，虽然人们可能因为宗教被权力主义和教条主义严重污染，所以人们对某些灵性传统丧失信仰，但是宗教的灵性本质，灵性教派潜在的共同基础，是人们永远都会感兴趣的，因为它谈的是人性的共同基础。因为我的特殊天赋和天职似乎是成为阐明那个共同基础的人，并且我这本书里面的主题——冥想，是超越了仪式、社会禁令和教义的宗教的灵性本质，所以在意识堕落成为我们的集体元问题，而意识的进化（而不是人工智能的发展）是我们的唯一希望的时代，当我希望我在分享我学到的关于冥想的内容，以及它与心理治疗的结合，会帮助意识成长的时候，我的内心还是充满希望的。

注　释

前言

1 *Dialog der Religionen*, Chr.Kaiser Verlag, Munchen, 1992—chapter "Wesen und Erscheinungsformen der Meditation" by Claudio Naranjo (pp.2-58)

2 *How to Be*, by Claudio Naranjo, Tarcher Inc., Los Angeles, 1990.

3 *On The Psychology of Meditation*, by Claudio Naranjo & Robert Ornstein,Penguin Books, 1976.

第一章

1 In *The Path of the Bodhsattva Warrior*, by Glen H. Mullin.

第二章

1 *On the Psychology of Meditation*, by Robert Ornstein and Claudio Naranjo, ed. Pantheon Books, 1974.

2 *Consciousness and Culture*, edited by John R. Staude, Self-published,1978.

3 *Wesen und Erscheinungsformen der Meditation*, in Dialog der Religionen, 2Jg. Heft 1, p. 59.

4 Translation and commentary by John Myrdhin Reynolds, Station HillPress, New York, 1989.

5 *See Ouspensky's In Search of the Miraculous*, a record of conversations with Gurdjieff.

6 I have introduced the word "Enneatype" for "Ego-type according to the enneagram," and refer to the characters through an E followed by a number from 1 to 9.

7 The sequence arising from the direction of interconnecting arrows (formore details see *Character and Neurosis/An Integrative View*, by Naranjo, Gateways, Nevada City, 1994).242 THE WAY OF SILENCE AND THE TALKING CURE.

8 Just as I use E1-9 for the egotypes, I have introduced M1-9 for the basicmeditation forms or points in the meditation enneagram. 9 "Stilling the movement of the mind." 10 "Surrender to the Lord."

第三章

1 *Men & Snakes*, by Ramona & Desmond Morris, McGraw-Hill Book Company, New York, San Francisco, 1965 (page 10).

2 *Shiva y Dionisos/La Religion de la Naturaleza y del Eros*, Alain Danielou, ed. Kairos, Barcelona, Spain, 1987.

3 The Sibundoy.

4 Various recordings distributed by Big Sur tapes document these meetings from the sixties, including talks by Dabrowsky, Silverman, Harner, Laing and others—including myself.

5 Lee Sannella, *The Kundalini Experience: Psychosis or Transcendence?* Lower Lake, CA: Integral Publishing: 1987.

6 Now Spiritual Emergence Network.

7 *Ayahuasca* visions in "*Ayahuasca* Imagery and the Therapeutic Property of the Harmala Alkaloids," by Claudio Naranjo, in "Journal of Mental Imagery," 1987, 11(2), 131-136.

8 *The Complete Grimm's Fairy Tales*, Pantheon Books, New York, 1972 (page 98).

9 *Tales of the Dervishes*, by Idries Shah, E. P. Dutton, New York, 1970 (pages 117-120).

10 By Farid ud-Din Attar *The Conference of the Birds*, Shambhala, 1993.

11 A modern English translation (by Freimantle and Trungpa) was publishedby Shambhala in 1975.

12 *Sri Aurobindo or The Adventure of Consciousness*, by Satprem, SriAurobindo Ashram Trust, Pondicherry, India, 1968, (page 43).

13 Op. cit. pages 352, 353.

14 *Nagas* are mythological water snakes.

15 *El Universo de Quetzalcoatl,* by Laurette Sejourne, Fondo de Cultura Economica, Mexico, Buenos Aires, 1962 (page 117).

第四章

1 *Psychotherapy East and West*, by Alan Watts, Pantheon Books, New York, 1961.

2 *The New Religions*, by Jacob Needleman, Doubleday, Garden City, NY, 1970.

3 *Spiritual Intimacy*, by Z. M. Schachter-Shalomi, 1991.

4 Op. cit.

5 *The End of Patriarchy and the Dawning of a Tri-une Society*, by ClaudioNaranjo, Amber Lotus, California, 1994.

6 Alice Miller's *For Your Own Good.*

7 I would like to emphasize as well the riches available in the more humble domain of teaching tales.

8 *Arching Backwards*, by Janet Adler, Inner Traditions, Rochester, Vermont, 1995.

9 Here I draw to his attention that he has already spoken of a gray cloud in one of the meditation sessions. When he reported his experience, he said that he had started with

a headache, and then he visualized a gray man (or a gray cloud)—gray was the important part. And in getting in touch with this, his headache disappeared.

第六章

1 By Claudio Naranjo, Gateways/IDHHB,Inc., Nevada City, CA. 1993.

2 Originally called by me the "HFN" Process, that suggests both the name of its visible originator and of Dr.Fischer (to whom Hoffman attributed a spiritual inspiration), this designation changed to "HN" in response to Hoffman's request.

3 "El ojo que ves no es
ojo porque tu lo veas;
es ojo porque te ve." *Proverbios y Cantares*.

4 *I and Thou*, by Martin Buber. See book in print or library.

5 Op.cit.

6 Deliberate relevance to one another's statements.

7 E5 corresponds to the schizoid personality, in which awkwardness and difficulty in communication are prominent.

8 I use enneatype notation as a basis for identification for additional information.

9 Name of the place in which the meeting was held.

10 E4 corresponds to the "self-defeating personality" in the DSM-IV.

11 *Psychopathology and Politics*, by Harold D. Lasswell, The University of Chicago Press, 1986.

第七章

1 Dennis Dobson Ltd., London, 1950.

2 I have written about Totila Albert's social thinking in *The End of Patriarchy* and of his

epic in *Songs of Enlightenment*, but I still have not published on his substantial contribution to musical understanding.

第八章

1 Also the Talmud speaks of "turning the other cheek": "Whosoever does not persecute him, whosoever takes an offense in silence, he who does good because of love, he who is cheerful under his suffering —they are the friends of God." (Daily Prayer Book with commentary introduction and notes by the late Chief Rabbi Joseph H.Hertz, Bloch Publishing Co., New York, page 156.)244 THE WAY OF SILENCE AND THE TALKING CURE

2 From the introduction to the Russian version of the Philokalia, included in *Writings from the Philokalia*, trans. Kadloubovski and Palmer, 1966.

3 Theophan the Recluse in *The Art of Prayer*, by Igumen Chariton of Valamo, E. Kadloubovski and E.M.Palmer, ed. by Faber and Faber Limited, London, 1966.

4 Op.cit.

5 *Mysticism*, by Evelyn Underhill, Dutton&Co., N.York, 1961.

6 In Underhill, op.cit.

7 *What is Contemplation?*, by Thomas Merton, Templegate Publishers, Springfield, Illinois, 1981 (page 36).

8 Underhill, op.cit.

9 In *Western Mysticism*, by C.Butler, Harper Torch Books.

10 In *Western Mysticism*, op.cit.

11 In *Western Mysticism*, op.cit.

12 In *Western Mysticism*, op.cit.

13 In *Mysticism*, op.cit.

14 In *Mysticism*, op.cit.

15 *Tracing the Origins of Jewish Monotheism and Greek Philosophy*, SimoParpola, University of Helsinki, New Eastern Studies, 62 N'3 (1963).

16 Jason Aronson Inc., Northvale, New Jersey, London, 1990.

17 *Gate to the Heart: An Evolving Process*, by Zalman M. Schachter-Shalomi, ALEPH: Alliance for Jewish Renewal, Philadelphia, 1993.

18 *Fragments of a Future Scroll/Hassidism for the Aquarian Age*, by Reb Zalman Schachter, Leaves of Grass Press, Inc., Germantown, Penna, 1975.

19 Pages 138,139.

20 Pages142-144.

21 Let me parenthetically remark that we should take Israel to mean not only the Jewish community, but, beyond the literal level the community of seekers, the community of those who " struggle " —(according to the literal meaning of the name " Israel " given by the angel to Jacob). See Genesis 32:29.

22 Kaplan in *Meditation and Kabbalah*, Samuel Weiser, York Beach, Maine, 1982.

23 In the " Light of the Intellect, " in Kaplan's *Meditation and Kabbalah*.

24 *Fragments of a Future Scroll: Hassidism for the Aquarian Age*, by Schachter-Shalomi, Zalman M., Germantown, PA: Leaves of Grass Press, Inc., 1975.

25 Kaplan, op.cit.

26 Mohammad, 569–632 AD

27 *The Masters of Wisdom*, by J.G. Bennett, Turnstone Books, London, 1977.

28 Jonathan Cape, London, 1968.

29 *Kernel of the Kernel* by Muhayaddin Ibn 'Arabi, Beshara Publications, Great Britain, 1981.Notes 245

30 In Desmond Martin's description (" Documents of Contemporary Dervish

Communities ") of his visit to a Sarmouni monastery in the HinduKush, he calls it the mystical *no-koonja and the Naqsh*, and speaks of it as a diagram " that reaches the innermost secret of man. "

31 Just like the Tree of Life is divided in three plus seven, the enneagram is said to embody the law of three and the law of seven. And, just like in the Tree of Life *Kether* is echoed in *Malchut*, in the enneagram the ninth point is said at the same time a beginning and an end. In both there is a bilateral symmetry, a feminine and a masculine side, and in both there are numerical and planetary correspondences.

32 *In Thinkers of the East*, by Idries Shah, Jonathan Cape, 30 Bedford Square, London, 1971.

33 By Idries Shah, Doubleday & Co., Inc., N.York, 1964.

34 *In the Paradise of the Sufis*, by Javal Nurbaksh, 3rd. edition, New York: Khaniqahi-Niratulla Publications, 1989.

35 Ibn 'Arabi says Murakaba is keeping oneself away from what is not God " outwardly and inwardly " and concentrating one's whole being upon God.

36 Murakaba is relinquishing of control and will of the self followed by the expectation of His grace and will, and turning away from whatever is not Him.

37 See section on Buddhism.

38 *Secret Talks with Mr. G*, by E.J.Gold, Nevada City, IDHHB, 1978.

39 Implicit in this expression is a reference to the musical scale as symbol of a natural degradation of impulses and the need to renew one's intentions.

40 This view has been elaborated upon by Joseph Campbell in his *Masks of God: Oriental Mythology*, Viking, N.Y.

41 The remains of a pre-Aryan civilization at Mohenjo Daro and Harappa suggest a cultural continuity with the original Sumerian civilization in Mesopotamia. While the Dravidian culture in them was destroyed and replaced by Aryan civilization, there is

general agreement that its spirit was not destroyed but assimilated into later Indian civilization, and that made itself felt during a second wave of Indian spirituality that followed after the time of the Rigveda: the time of the Upanishads, the puranas, and the formulation of yoga, which was in turn the background of Buddhism.

42 Particularly in Kashmiri Shaivism.

43 In Charles Johnston's translation, *The Yoga Sutras of Patanjali*, London, John M.Watkins, 1949.

44 *Layayoga*, by Shyam Sundar Goswami, Routledge&Kogan Paul, London, Boston and Henley, 1980.

45 Though in an outer sense mantra may be regarded as phonetic symbolism, a distinction is made between mere syllables and utterances which,246 THE WAY OF SILENCE AND THE TALKING CURE consecrated by consciousness are passed on in an initiating context and constitute a link to a spiritual teacher.

46 *Tantra of the Great Liberation*, by Arthur Avalon, Dover Publications,Inc., New York, 1972.

47 I.e. truth, wealth, pleasure and liberation.

48 *Shakti and Shakta*, by Sir John Woodroffe, Ganesh&Co. (Madras) Private Ltd.

49 On reading this Bhikku Kusalananda, who may be considered the senior Theravadin of the West (after the decease of his teacher Nyaponika Thera) urges me to state that the Hinayana of Sanskrit teachings should not be confused with the Theravada.

50 By G.I.Gurdjieff, Dutton &Co., N.York, 1964 (ch.38).

51 Though these three crystalized at different times—Mahayana about the same time of Christ and the Tantric tradition around the seventh century, all three share the claim of originating in the teachings of Buddha.

52 A quote from the Abhidharma Kosa: " Based on the fully and victorious and perfect

attainment of Shamata you may practice the Shamapati or the four mindfulnesses. ” (quoted from *A Systematized Collection of Chenian Booklets*, vol.II, by C.M.Chen, D.C.T.Shen, N.J.USA), page 1006.

53 *Tranquillity & Inisght* by Amades Solé-Lerís.

54 Suzuki, Shunrya, Weatherhill, N.York and Tokyo, 1980.

55 *The Sutra of Wei-Neng*, in *The Diamond Sutra and the Sutra of Wei-Neng*, Boston, Shambhala, 1969.

56 By Deisetz Teitaro Suzuki, Charles E.Tuttle Co., Inc., 1994.

57 *Rohatsu sesshin:* Ro refers to the month of December, and hatsu or hachi means the eighth. 8th December is traditionally regarded as the date of Buddha's enlightenment. Everyone makes a special effort at this sesshin, which begins 1st December and ends early at dawn on the 8th, to become enlightened. Usually they go without sleep the whole time long in their earnest endeavor.

58 This would be the *Rohatsu sesshin* of 1896.

59 *The Mahamudra/Eliminating the Darkness of Ignorance*, The Ninth Karmapa Wang-Ch'ug Dor-je, Library of Tibetan Works&Archives, 1978.

60 *The Union of Mahamudra and Dzogchen*, Khyentse Ozer, International Journal of the Rigpa Fellowship, volume 1 of August 1990.

61 By Jeffrey Hopkins, Wisdom Publications, London.

62 Jeffrey Hopkins, op. cit.

63 *The Gem Ornament*, by Kalu Rinpoche, Snow Lion Publications, Ithaca, New York, USA, 1987.

64 This was written in the early nineties.

65 Penguin Group, Wrights Lane, London.Notes 247

66 The Tantric teachings of Dzogchen are separated into three groups—Semde, Longde

and Menagde or Upadesha.

67 In *The Flight of the Garuda,* compiled and translated by K.Dowman,Wisdom Publications, 1994.

68 *Time, Space and Knowledge*, by Tarthang Tulku, Dharma Publishing, Berkeley, 1977.

69 Oxford University Press, 1965.

70 *The Precious Garland and the Song of the Four Mindfulnesses*, by Nagarjuna and Kaysang Gyatso, the Seventh Dalai Lama, Harper and Row, New York, Evanston, San Fco, London.

71 Introduction to *The Secret of the Golden Flower* by Richard Wilhelm, London, Routledge&Kegan Paul, 1962.

72 *Among the Dervishes*, O.M. Burke, Octagon Press, 1973.

73 *Tao Te King*, Alexander Ular's version.

74 Routledge&Kegan Paul, London. Op.cit.

75 *Taoist Yoga-Alchemy and Immortality,* by Lu K'uan Yu, Samuel Weiser Inc., New York.

76 Luk, op.cit.

77 The myth of Apollo tells us that he was established in the Oracle of Delphus after slaying the serpent Tiphon—a personification of the preOlympian Goddess.

78 Rasmussen, *Intellectual Culture of the Iglutik Eskimos* (page 114) quoted in *Shamanism/ Archaic Techniques of Ecstasy*, by Mircea Eliade, Princeton University Press, Bollingen series LXXVI, 1964 (page 62).

参考文献

Adler, J. (1995). *Arching backwards. Rochester*, VT: Inner Traditions.

Anon. (1934). *The cloud of unknowing*. London: J.M. Watkins.

Attar, F. (1993). *The conference of the birds*. Boston: Shambhala.

Augustine. (1951). *Confessions*. New York: Pocket Books.

Avalon, A. (1972). *Tantra of the great liberation*. New York: Dover Publications.

Bennett, J.G. (1977). *The masters of wisdom*. London: Turnstone Books.

Buber, M. (1970). *I and thou*. New York: Scribner.

Burke, O.M. (1973). *Among the dervishes*. London: Octagon Press.

Butler, E.C. (2003). *Western mysticism*. Mineola, NY: Dover Publications.

Buxbaum, Y. (1990). *Jewish spiritual practices*. Northvale, NJ: Jason Aronson.

Campbell, J. (1959). *The masks of God*:. New York: Viking Press.

Chao, P.C. (1970) *Taoist yoga: Alchemy and immortality*. London: Rider.

Chariton, I. (1966). *The art of prayer*. E. Kadloubovski & E.M. Palmer (eds.). London: Faber and Faber Limited.

Chen, C.M. (1993). *A systematized collection of Chenian booklets*, vol. II. El Cerrito, CA: Y. Lin.

Danielou, A. (ed.) (1987). *Shiva y Dionisos: La religion de la naturaleza y del eros*. Barcelona, Spain: Kairos.

Dante, A. (1995). *Divine comedy*. Cheektowaga, NY: Guernica.

Dowman, K. (transl.). (2003). *The flight of the Garuda*. Boston: Wisdom Publications.

Eliade, M. (1964). *Shamanism: Archaic techniques of ecstasy*. Princeton University Press, Bollingen series LXXVI.

Evans-Wentz, W.Y. (ed.). (1965). *Tibetan yoga and secret doctrines*. New York: Oxford University Press.

Fryba, M. (1989). *The Art of Happiness*. Boston: Shambhala.

Gold, E.J. (1978). *Secret talks with Mr.* G. Nevada City, CA: IDHHB.

Goswami, S.S. (1980). *Layayoga*. London: Routledge & Kegan Paul.

Grimm, J. & Grimm, W. (1972). *The complete Grimm's fairy tales*. New York: Pantheon Books.

Gurdjieff, G.I. (1964). *Tales of Belzebub*. New York: Dutton.

Hopkins, J. (1983). *Meditation on emptiness*. London: Wisdom Publications.

Ibn ' Arabi, M. (1981). *Kernel of the kernel*. Beshara Publications.

Johnston, C. (transl.). (1949). *The yoga sutras of Patanjali*. London: John M. Watkins.

Jung, C. (1962). *The secret of the golden flower*. London: Routledge & Kegan Paul.

Kadloubovski, E. & Palmer, G. (transl.). (1992). *Writings from the Philokalia*. London: Faber & Faber.

Kalu Rinpoche (1987). *The gem ornament*. New York: Snow Lion Publications.

Kaplan, A. (transl.) (1982). *Meditation and Kabbalah*, York Beach, ME: Samuel Weiser.

Lasswell, H.D. (1986). *Psychopathology and politics*. University of Chicago Press.

Machado, A. (1979). *Proverbios y cantares*. St. Paul, MN: Ally Press.

Merton, T. (1981). *What is contemplation*? Springfield, IL: Templegate Publishers.

Miller, A. (1983). *For your own good*. New York: Farrar, Straus, Giroux.

Morris, R. & Morris, D. (1965). *Men and snakes*. New York: McGraw-Hill.

Muktananda, Swami. (1978). *I am that*. South Fallsburg, NY: SYDA Foundation.

Mullin, G.H. (transl.). (1988). *Path of the Bodhisattva warrior*. Ithaca, NY: Snow Lion Publications.

Nagarjuna & Kaysang Gyatso (1975). *The precious garland and the song of the four mindfulnesses*. New York: Harper and Row.

Naranjo, C. (1972). *The one quest*. New York: Viking Press.

Naranjo, C. (1990). *How to be*. Los Angeles: Tarcher.

Naranjo, C. (1993). *Gestalt therapy: The attitude and practice of an atheoretical experimentalism*. Nevada City, CA: Gateways/ IDHHB.

Naranjo, C. (1994). *Character and neurosis: An integrative view*. Nevada City, CA: Gateways.

Naranjo, C. (1994). *The end of patriarchy and the dawning of a tri-une society*. Oakland, CA: Amber Lotus.

Naranjo, C. (2002). *Songs of enlightenment*. Vitoria-Gasteiz, Spain: Ediciones La Llave.

Naranjo, C. & Ornstein, R. (1976). *On the psychology of meditation*. New York: Penguin Books.

Naranjo, C. et al. (1992). *Dialog der Religionen*, Munchen: Chr. Kaiser Verlag.

Needleman, J. (1970). *The new religions*. Garden City, NY: Doubleday.

Norbu, N. (1989). *Dzogchen: The self perfected state*. London: Arkana.

Nurbaksh, J. (1989). *In the paradise of the Sufis*, 3rd. edition. New York: Khaniqahi-Niratulla Publications.

Padmasambhava. (1975). *The Tibetan book of the dead*. Freimantle & Trungpa (transl.). Boston: Shambhala.

Padmasambhava. (1989). *Self-liberation through seeing with naked awareness*. J. M. Reynolds (transl.). New York: Station Hill Press.

Parpola, S. (1963). *Tracing the origins of Jewish monotheism and Greek philosophy*. University of Helsinski, New Eastern Studies.

Sannella, L. (1987). *The kundalini experience: Psychosis or transcendence?* Lower Lake, CA: Integral Pub.

Satprem. (1968). *Sri Aurobindo: Or, the adventure of consciousness*. Pondicherry, India: Sri Aurobindo Ashram Trust.

Schachter-Shalomi, Z.M. (1975). *Fragments of a future scroll: Hassidism for the Aquarian Age*. Germantown, PA: Leaves of Grass Press.

Schachter-Shalomi, Z.M. (1991). *Spiritual intimacy*. Northvale, NJ: Jason Aronson.

Schachter-Shalomi, Z.M. (1993). *Gate to the heart: An evolving process*. Philadelphia: ALEPH: Alliance for Jewish Renewal.

Scherchen, H. (1950). *The nature of music*. London: Dennis Dobson.

Sejourne, L. (1962). *El universo de Quetzalcoatl*. Buenos Aires: Fondo de Cultura Economica.

Shah, I. (1964). *The Sufis*. New York: Doubleday.

Shaw, I. (1968). *The way of the Sufis*. London: Jonathan Cape.

Shah, I. (1970). *Tales of the dervishes*. New York: E.P. Dutton.

Shah, I. (1971). *Thinkers of the East*. London: Johnathan Cape.

Solé-Lerís, A. (1986). *Tranquillity and insight*. Boston: Shambhala.

Suzuki, D.T. (1994). *The training of the Zen Buddhist monk*. New York: Globe Press.

Suzuki, S. (1980). *Zen mind beginners mind*. New York: Weather-hill.

Tarthang Tulku (1977). *Time, space and knowledge*. Emeryville, CA: Dharma Pub.

Underhill, E. (1961). *Mysticism*. New York: Dutton.

Uspenskii, P.D. (1950). *In search of the miraculous*. London: Routledge & Kegan Paul.

Wang-Ch ' ug Dor-je. (1978). *The Mahamudra: Eliminating the darkness of ignorance*. Library of Tibetan Works & Archives.

Watts, A. (1961). *Psychotherapy, East and West*. New York: Pantheon Books.

Wei-Neng (1969). *The diamond sutra and the sutra of* Wei-Neng. Boston: Shambhala.

Wittgenstein, L. (1999). *Tractatus logico-philosophicus*. Mineola, NY: Dover.

Woodroffe, J. (1929). *Shakti and Shakta*. Madras, India: Ganesh.

图书在版编目（CIP）数据

沉默之道：冥想与心理治疗 / (智) 克劳迪奥·纳兰霍 (Claudio Naranjo) 著；杨立华译. -- 重庆：重庆大学出版社, 2023.6

（鹿鸣心理. 西方心理学大师译丛）

书名原文: The Way of Silence and the Talking Cure：On Meditation and Psychotherapy

ISBN 978-7-5689-3698-9

Ⅰ. ①沉…　Ⅱ. ①克…　②杨…　Ⅲ. ①精神疗法　Ⅳ. ①R749.055

中国国家版本馆CIP数据核字（2023）第076802号

沉默之道：冥想与心理治疗

CHENMO ZHIDAO: MINGXIANG YU XINLI ZHILIAO

［智］克劳迪奥·纳兰霍（Claudio Naranjo）　著
杨立华　译

鹿鸣心理策划人：王　斌
责任编辑：赵艳君
责任校对：王　倩
责任印制：赵　晟

重庆大学出版社出版发行
出版人：陈晓阳
社址：（401331）重庆市沙坪坝区大学城西路 21 号
网址：http://www.cqup.com.cn
印刷：重庆升光电力印务有限公司

开本：720mm × 1020mm　1/16　印张：16.75　字数：210 千
2023 年 8 月第 1 版　　2023 年 8 月第 1 次印刷
ISBN 978-7-5689-3698-9　　定价：89.00 元

版贸核渝字（2022）第233号